どもる子どもとの対話

ナラティヴ・アプローチがひきだす物語る力

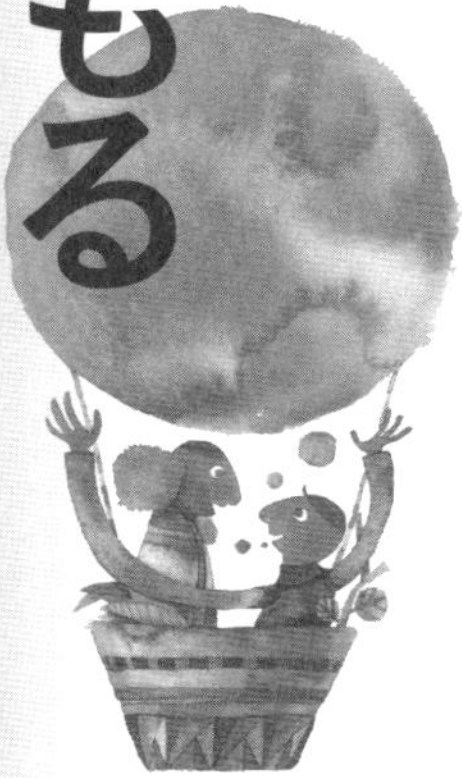

伊藤伸二
国重浩一　編著

金子書房

『どもる子どもとの対話』に寄せて

統合的心理療法研究所　平木典子

人は、生まれながらにして、人間らしさと自分らしさの両方を生きようとしています。赤ん坊は、生まれてしばらくの間は、自分の望みを知らせたいときは泣き、そうでないときは眠っています。それは人間が共通にもっている人間らしさの表現です。一方、人は生まれたときから顔つきや体格、皮膚の色がちがっているように、泣き方や眠り方にもちがいがあります。「お兄ちゃんは小さな音にも目を覚まして泣いたけれど、弟はぐっすり眠る子だった」とか、「上の子はおとなしく、あまり泣かない子だったけれど、下の子は泣きだしたら止まらないくらいきかん坊で……」といった親の描写は、その子らしく泣き、眠る子どもの個性を伝えています。私たちは、このような人間らしさとその子らしさの両方を生きようとしている子どもの姿に、期待をもってほほえみかけるものです。

ところが、人がおしゃべりできるようになると、この人間らしさと自分らしさの両立は困難になります。話すことは「泣く」と「眠る」の信号よりも個人の特徴やちがいを細やかに伝えてくれます。そのちがいは、自分らしさの表現なのですが、誰もが共通にもつ人間らしさという安心感を脅かすものにもなるからなのでしょう。とりわけ、ある特徴をもった人の数が少ないと、そのちがいはその他大勢の人々にとっては、見たことがない異物になり、「変だ」とか「おかしい」と思われるようになります。つまり、「ちがい」は「間違い」ではないのに、理解されないまま「直すべきもの」になって、その特徴は排除されていくのです。

このような自分の特徴が、人間が生きるうえで不可欠のコミュニケーションにあったらどうでしょうか。本書のテーマのどもりが、大勢の人から直すべきものとされるために、その特徴をもった本人までそう思うとしたら、その人の自分らしさはどうなるでしょうか。

本書では、伊藤伸二さんをはじめ、どもりとともに生き続けてきた子どもたちと大人たち、そしてその人々のすぐそばに居て支え続けている親や支援者たちのどもりという特徴をわかち合う苦しみと喜びが語られます。またそこには、どもりを隠したり、恥じたりせず、しゃべりたいことを思いのままに語り合う人々に寄り添い、ともに歩んでいる国重浩一さんと伊藤さんの仲間がいます。どもる自分とつき合うことは決してやさしいことではないけれど、自分を生きようとしている力強い語りには、身のひきしまる感動と「あなたは自分らしく生きていますか?」という問いかけも聞こえます。

最後に、私の知人の体験を紹介して、自分らしさを生きる難しさを味わっている人とその支援者へのメッセージとしたいと思います。その人は中学のとき、どもる男の子と同じクラスになりました。仲間はその子と一緒に遊びたいから、友だちだから、彼が言わんとするところをただ理解しようとしてつき合っていたように思うといいます。彼をからかう子どもがいても、彼も自分たちもどもっていることを気にせず遊んでいたそうです。

そばに、その人と丸ごとつき合う人たちがいることがとても大切な気がします。

目次

2章　どもる子どもとのナラティヴ・アプローチ的な対話の実際

3章　ナラティヴ・アプローチとはなにか

国重浩一　115

4章　それぞれのナラティヴが変わる

5章　どもる君へ　伊藤伸一　211

装幀　高石瑞希

序章

どもりのふしぎさ

国重浩一

私は、ナラティヴ・セラピーあるいはナラティヴ・アプローチと呼ばれる手法を専門としているカウンセラーです。ナラティヴ・アプローチは、オーストラリア人のマイケル・ホワイトとニュージーランド人のデイヴィッド・エプストンの貢献でつくられた治療的枠組みです。二〇〇〇年頃、ニュージーランドにあるナラティヴ・セラピーを専門に教えるワイカト大学の大学院で学び、以来、このアプローチに自分なりに取り組んでいます。

この本に協働して取り組んでいる伊藤伸二さんは、吃音問題が単なる言語的な現象ではなく、その人の生き方にかかわるものだと当事者として十分に理解し、さまざまなアプローチを積極的に取り入れながら吃音に取り組んできました。伊藤さんは、ナラティヴ・アプローチがどもる子どもにたいへん有益だと理解し、私に連絡をとってくれたのです。その頃、私は日本を離れ、本格的にニュージーランドに移住しようとしていました。そのとき、東日本大震災が起こりました。私は緊急派遣カウンセラーとして宮城県気仙沼市で勤務するために、何回か日本とニュージーランドを行き来していましたが、大阪在住の伊藤さんが偶然東京にいる機会に助けられ、会うことができました。そして、初めて、当事者の視点から吃音について話をうかがいました。

その後、伊藤さんが主催する二泊三日の合宿（吃音ショートコース）にファシリテーターとして招待していただき、より多くのどもる当事者やそこにかかわる教員と親に会いました。ここから、私とどもりの関係が始まりました。その過程の中で、私はどもりのふしぎさにたいへん興味を惹かれたのです。

1　どもりの原因

どもりのことを知り始めてから、そのことを人に話す機会が増えました。そのなかで、吃音がどのようなものであるかは、多くの人がそれなりに知ったようなことをいえるものだとわかりました。現代社会では、メディアなどで大きくとりあげられることはなくとも、人間の有史以来ある状態なので、どこかで見聞きしたことがあるのでしょう。このように社会・文化的にすでに根ざしていることは、それが正しいからではなく、そのように語り継がれてきたので、語れることがあるのです。

話してみると、多くの人が実に性急に、その原因を探し求めようとします。そのとき、その人のなかに、ある程度想定されたことがらがすでにあるかのようです。つまり、親の育て方、叱咤激励、ショックな出来事、話すときの緊張などです。どもる以上、原因があるはずだと思うようです。また私が遭遇した人のなかには、原因を探し求めるのではなく、すでに原因を知っているかのように話す人もいました。うかうかしていると、その言葉を信じてしまいそうになります。

原因も研究されているようですが、それが特定されるにはいたっていないのが現状です。ところが、原因は特定できないと説明しても、うまく理解できない人にも遭遇したことがあります。原因がないのは、たいへん居心地が悪いものなのかもしれません。原因から考えていかないと思考を積みあげられないのかもしれません。それが解決につながる思考かどうかは問わず、その人自身が納得できるかどうかが問題となるのです。

もし、もっともらしく原因や解決方法を話す人に出会ったら、相手がどの程度どもりのことをしっかりと知っているのか確認する必要があります。「どのようにそのことを知ったのですか?」とたずねれば十分です。「原因は特定できていない」といえない人の話にあまり耳を傾ける必要はないのかもしれません。

原因がわからなければ、対策の立てようもないと考える人がいます。原因を追及することから対応方法を検討していくことは、私たちが人生を送るうえで染みついた考え方なのでしょう。原因論に注目する人の思考パターンは、原因を解明し、それを取り除けば、今取り組んでいる症状を改善できるというものです。ところが、この思考パターンの大きな問題点は、「過去の出来事を帳消しにする」という課題に対する特効薬はないということです。ひとたび生じたどもりが、それらしい原因を見つけ、対処しても、なくなる保証などないのです。

さらに「原因論」から出発すると、その原因をつくった人を責めることに容易につながります。原因の確証などもてないなかで、原因論の探求は、その子どもにかかわっている人びとを責める、または自ら責任を感じる方向に向かう可能性があります。そうなると、どもる子どもをはじめ、そこにかかわる人びとを傷つけていくことになるでしょう。子どもがこれからの人生をどのように生きていくのか、どのように建設的に話し合っていくことができるのかという、子どもにとって、これからの日々の人生を生きていく際に重要で、切実な問題が扱えないのです。

まずは、原因を探すことから離れる必要があります。どもりの原因は、今までさんざん研究して解明できなかったものです。将来、誰かが解明するかもしれませんが、今どもる子どもと接する親や教師、あるいは周囲の大人にとって、そのような発見を悠長にまっているわけにはいきません。原因の解明は研究者にまかせておき、ここでは、今できることを考えていきましょう。

2　ふしぎなどもり

子どもがどもっていると、親はこれからの子の人生が心配になります。どもることでいやな目に遭うのではないか、就ける職業がかぎられるのではないかと心配になります。とくに話をする仕事はできないと思うかもしれません。ところが、どもる人はどもりながら、この世にあるありとあらゆる職業に就いています。教員、アナウンサー、俳優、歌手などです。どうしてこのようなことができるのでしょうか？　このように、どもる人のことを知っていくとふしぎなことがたくさんあるのです。

たとえば、話すときにどもるのに、歌うときにはどもりません。その代表的な存在は、歌手のスキャットマン・ジョンでしょう。「スキャットマンズワールド」が以前世界的に大ヒットし、現在ではYouTubeでも見ることができます。ものすごく速いテンポで歌える人が、どもって話すことなど信じられませんが、YouTubeでインタビューの映像を見ると、すごくどもっているのがわかります。そのため、歌うように話せばどもらないで話せると安易に考えた人が、どもる人にそのような話し方を推奨したこともありました。ふだんの会話で、歌うように話すことが恥ずかしさを起こさせないとでも思ったのでしょうか。当事者の身になって考えることができれば、歌うように話すことがたいへんみじめな気持ちになると想像をめぐらすことは難しくありません。

私たちは、自分に腑に落ちる状態でものごとを理解したい欲求があります。「わかった、どもりとはそのようなことなのだ！」というものを手にすると、気持ちが落ち着きます。でも、どもりに関していえば、知れば知るほど、たいへん多様なあり方があると気づくことになるのです。どもる程度やどもりようも、いろいろな要素と関係しているようで、その状態が日によって変わることがあります。体調や状況で変わるということです。どもりの程度が軽い日どころか、まったくもってどもらない日もあるという人もいます。

自分でもどの程度どもるのかがわからないので、どもりに対して否定的な気持ちをもっている場合には、自分がいつどもるのだろうかと、戦々恐々と日々を送るようになることがあります。対応方法として、体調を整え、その場の緊張を抑えれば、どもりがよくなるのではないかと考えるのは自然ですが、誰もがすぐに思いつくことは、かなり以前から考えられていることです。それが有効な手段であれば、どもりの治療法に困ることはなかったでしょう。人が生きていくうえで、自分の体調を整え、さまざまなストレスに対処できることは重要で、これ自体はどの人も取り組むべきですが、どもりへの対処方法としては、決定的な手段とはなりません。

どもらないように言葉を言い換えながら、日々の生活を送っている人がいます。たとえば「花がたくさん咲いていますね」といいたいとき、「たくさん」の「た」でどもりそうな場合に「花がいっぱい咲いていますね」と言い換えて話すのです。このテクニックで、ほとんどどもらないで話すことができるようになったという話を聞いたことがあります。

一方、オーストラリア人のシンガーソングライターのミーガン・ワシントンは、TEDトークで（TEDとは価値のあるアイディアを世に広めることを目的とする非営利団体で、プレゼンテーションビデオをオンライン上で公開している）、固有名詞だけはどうにもならないといいます。彼女のバンドメンバーの「スティーヴ」をステージ上で紹介するとき、「スティーヴ」の「ス」の音が出てこないのです。人や物の名前を勝手に変えるわけにはいきません。ミーガンは、「スティーヴ」の理解を得て「ティーヴ」と紹介することで、対処したということです（https://www.ted.com/talks/megan_washington_why_i_live_in_mortal_dread_of_public_speaking）。言い換えのテクニックだけではすべての場面を乗り切れませんが、日常生活を送るうえで有効な手段となります。しかし、これだけで対処することに終始してはいけないと、次のことを聞くことによって気づくことができました。

どもる人が、自分が本来どもるようにしっかりと話すことができるのは、かゆいところを掻くような気持ちよさだと聞きました。私自身のことにあてはめれば、いくらやめなさいと言われても一向にやめることができない、実際のところやめるつもりもない、貧乏ゆすりに相当しそうです。たとえどもろうともそれがその人の話し方であり、それが自分なりの話し方であると感じることができるということです。これが意味することはたいへん大きいと感じています。どもる話し方の矯正は、自分の話し方ではないという居心地の悪さを与えることにつながるかもしれないのです。社会生活を送るうえで、自分本来の部分を偽り、生きていくように促すことでもあるのです。日々の生活を送るうえで、かゆいところを掻かせてくれない気持ち悪さを絶えずもちながら生きていくことだと、比喩的に伝えれば、どもらない人でも理解してくれるでしょうか。

私たちは、そのようなことを子どもに強いて、その後の人生を生きてほしいのでしょうか。何より、それほど、どもってはいけないのでしょうか。どもってはいけないという価値観を子どもに押しつけることの弊害を考えたことがあるでしょうか。どもって話すことが恥ずかしいということは、どもる自分の存在が恥ずかしいということになりかねません。自分が存在していることが恥ずかしいと思い込むことが、どれほど子どもたちの健全性を妨げうるか、想像するだけでも恐ろしいことです。

私は吃音の専門家ではありません。ナラティヴ・アプローチという、人が自分の存在をしっかりと認め十分に語るように促していく技法を専門にしています。どもりという存在があったとしても、どもるからダメだとか、どもるのを変えようとかではなく、本人自身のことをしっかりとたっぷりと語ってもらうようにすることが、ナラティヴ・アプローチによって可能ではないかと考えています。

3　たくさん語ってもらうことの大切さ

どもりは、自然治癒の確率がある程度残されてはいますが、いったん固定化されてしまえばそれを治癒させる方法は見つかっていません。どもるときに発語を促進したりする技法はないわけではないのですが、根本的に治癒することはできません。この本では、この現実を直視し、そのうえでなお、どもりをめぐって希望をもっていく方法を提供していきたいと思います。

現実を直視するとは、治すことができない、一生どもりを抱えて生きていく、何もしてあげられない、などの気持ちを引き起こすため、最初はこの話題を避けたい気持ちが生じてしまいます。現実を認めるのさえこわい気持ちがともなうのに、それをどのように子どもに伝えればいいのか考えることもできないでしょう。そのため、あまり成果を期待できないトレーニングでも、しないよりはましだろうという思いから、ゆっくり話をさせたりするような訓練を繰り返すのです。

このようなことは、吃音の領域だけにかぎりません。風邪をひいたときに、実際は風邪自体に効く薬などないのに「風邪薬」を飲んでおきたくなります。末期に近いがんにおいては、治療薬は副作用がたいへん大きいし、治癒させることもできないのですが、本人とそのことを話せないために、とりあえず偽りの希望を伝えて服薬をすすめることが行われてきました。そのことについてしっかり話すことは、心理的にしんどいことかもしれませんが、話すことができてしまえば、偽りの希望を伝えながら効果があるかわからない訓練を続けさせるよりも楽なのです。

お互い正直に話ができる場は、信頼が生じます。そして、どもりが治る、治らないという話ではなく、その子どもの人生に対してしっかりとした語りをもつことができ、そこから希望を感じられるようになるのです。この希望とは、たとえどもっていても、自信と自分に対する尊厳をもって自分の人生を歩んでいくことにつながるものです。

どもることがあっても、そのことで、どもる子どもとの会話が制限されるのではなく、またどもることを避けながら話すことでもなく、どもることをしっかりと受けとめながら、語りを促進さるような方法を検討していきたいのです。子どもにどもりがあることによって会話が制限されるのではなく、逆にどもりがあることによって、親と子、先生と生徒の間の会話を豊富で豊かにすることは可能だと考えています。

それには、どのような視点から会話を紡いでいくのかがもっとも重要なことになっていきます。ただ単に、「どうしたい?」「どう思う?」などと、のっけから問いかけたとしても、豊かな会話になることは望めません。そうではなく、相手にどのような視点から語ってほしいのか、ということに取り組む必要があるのです。

4 ナラティヴ・アプローチとは

マイケル・ホワイトとデイヴィッド・エプストンは、自分たちの方法を発展させようとしていく際に、近代の思想家、文芸評論家、歴史家、人類学者、民俗学者などの英知を積極的に取り入れようとしてきました。とくに、ポスト構造主義や社会構成主義と呼べる領域に属している人たちです。具体的に名前をあげるとすれば、ルートヴィヒ・ウィトゲンシュタイン、ミシェル・フーコー、ジャック・デリダ、フェルディナン・ド・ソシュール、ジェローム・ブルーナー、グレゴリー・ベイトソン、バーバラ・マイヤーホフ、レフ・ヴィゴツキー、ミハイル・バフチンなどのような重鎮が名を連ねていきます。ナラティヴの文献を紐解くと、人という存在がいかに関係性のなかにあるのか、そして、用いる言語にどれだけ影響を受けているのかについて、綿密に検討がなされています。

しかし、これらの文献は実に難解でなかなか一人で読み進めることができないものです。また、これらを理解したからといって、私たちがどのように他人の人生にかかわることができるのか、すぐに見えてくるわけではありません。このような思想を対人支援という文脈で読みほどき、それをどのように実践につなげることができるのかについて検討してくれる人が必要なのです。ここに、マイケル・ホワイトとデイヴィッド・エプストンの貢献を見出すことができます。

ホワイトとエプストンは、ナラティヴ・セラピーの基本的哲学や実践について、しっかりと書いてくれているのですが、ナラティヴ・セラピーの定義づけをしませんでした。たぶん定義されることによって、ナラティヴ・セラピーの大切な哲学が見失われてしまうと思ったのでしょう。そこで、ホワイトと一緒に働いていたアリス・モーガンの定義を見てみましょう。「ナラティヴ・アプローチとは何か?」という質問に対して、アリス・モーガンは「ナラティヴ・セラピーは、カウンセリングやコミュニティワークのなかで、敬意を示し、非難しないアプローチを実践し、それによって人々をその人生の専門家として中心に据えていくのだ」(Morgan, 2000, p.2) と述べています。

「自分の人生を、自分の言葉でしっかり語るように支えること」が支援の本質であると言い換えることもできるでしょう。それは、そのように仕向けるのではなく、彼らがそのようにできるために私たちにはどのような姿勢が求められるのだろうか、という問いかけが最初にくるべきなのです。

ナラティヴ・アプローチには、ホワイトが提唱した重要なスローガンがあります。「問題の外在化に関連した実践の文脈においては、人も人間関係も問題ではない。むしろ、問題が問題となる。つまり、問題に対する人の関係が問題なのである（White & Epston, 1991）」です。これを要約して「人が問題なのではなく、問題が問題なのである」といいます。

このスローガンから導かれる姿勢は、誰かを名指しで非難するようなことはしないということです。それは、単にそう思っているだけでは不十分であり、そのような言葉遣いをしていく必要があるのです。このスローガンを体現するためのひとつの提案として、問題そのものを外在化し、それに対する影響を見ていく方法があります。これは、ナラティヴ・アプローチを実践していく際に、つまりは相手に語りかけていく際にどのような言葉遣いをしていくのかについてのベースになっています。実際、日常生活で、多くの子どもたちは、周囲の大人の意向をうかがいそれに合わせて発言していきます。自分の言葉で語りなさいと促したとしても、相手は、私たちの意向にそった形で発言しようとします。それは、私たちの発語に含まれる意向、意図、方向性、さらに、どのような種類の語りに耳を傾けていくのかの姿勢に影響を受けるでしょう。

ナラティヴ・アプローチでは、このような語りを実現していくためには一体私たちはどのような姿勢を身につけ、人々を苦しめる問題をどのように理解し、人々が元来もっている力、資質、能力、そして関係性をどのように有効に利用できるのかに取り組むのです。それは、指導、治療、教育という類いのものではなく、その人が自分の本来もっているものの豊かさや可能性に気づいていくために、私たちはどのような関係性を提供できるのだろうか、という問いかけを常に自らに問いかける手法なのです。つまり、焦点があたるのは、相手ではなく、相手に対峙する私たちのことになるのです。

5　いくつかの主要な用語

ナラティヴ・アプローチでは、いろいろなことを説明するために先に述べた領域から用語を借用してきていますので、ふだん聞き慣れない言葉を用いることがあります。以降の章を読み進めるうえでいくつかの用語の説明をしておきます。何度も読み返すことで、ナラティヴ・アプローチの用語とともにその概念が理解できるようになるのではないかと思います。

人々が自分の人生の困難さや窮状を語るとき、そのストーリーは、「問題に支配された物語」「問題が染み込んだ物語」となっています。つまりは、「どもり」という問題に自分がどれほど悩まされてきているのか、「どもり」さえなければよいのにという物語です。この物語の主要な問題は、どもって話す人はどのような人なのかという、その人の「人となり（アイデンティティ）」を結論づけてしまっていることにあります。どもる人は、どのように見られるのか、どもるとどのようなことができないのかということを、結論じみた形で受け入れてしまうのです。そして、その結論があるために、どもりがある以上は何もできないという思考に結びついてしまいます。

この「アイデンティティの結論」は、今のことではなく、将来のことを示していきます。将来の自分ができること、就くことができる職業などを大幅に制約していくのです。この結論には、当の本人だけで到達するものではありません。そこには、「どもり」がどのように社会的に理解されているのかという視点、本人を取り巻く人々がどもっている本人にどのように接しているのかという視点が、不可欠な要素として存在しています。

このように人がどのような存在かということを形づくるものは、その人が住んでいる文化や歴史であり、日々用いている言葉であるという切り口から、さまざまなことについて検討し、思考を積みあげていったものを「ポスト構造主義」あるいは「社会構成主義」といいます〔さらに興味のある読者には、内田樹『寝ながら学べる構造主義』（文春新書、二〇〇二年）、竹田青嗣『現代思想の冒険』（ちくま学芸文庫、一九九二年）、ヴィヴィアン・バー『ソーシャル・コンストラクショニズム』（川島書店、二〇一八年）をおすすめします〕。

「問題に支配された物語」では、人は「問題にひとくくり」にされてしまっています。どもりはどもりであり、たとえば伊藤伸二さんというほかの誰でもない、唯一無二の人となりが表面に出ることはなくなるということです。このような描写を「薄い描写」といいます。つまり、「伊藤伸二さんはどもる人である」と聞いただけで、伊藤さんのことをわかった気になってしまうということです。

私たちの社会では、いろいろなところで同様の行為を見出すことができます。たとえば、ニート、ひきこもり、発達障害、うつなどのようにネガティヴな印象を与える描写もあれば、社長、先生、母親、父親のようにあまりにもありふれた描写もあります。いずれも、ある人を物語るときに使われるのですが、その人の人となりについて、ほとんどまったくといっていいほど伝えることがないにもかかわらず、人々はそこだけのやりとりで、その言葉だけでわかったような気になってしまうのです。ナラティヴ・アプローチでは、このような日常社会で繰り返されているやりとりにこそ、問題をいつまでも問題として維持させてしまう構造が隠されているとみます。つまり、表面化しているものだけをとりあげて、そこだけを焦点化するような会話のことです。

ナラティヴ・アプローチでは、その問題がどのようにこの社会でつくりあげられ、維持されているかをみていきます。安直に問題解決をめざすのではなく、問題を維持しているもの（発語や人との関係性）は何だろうかという視点で、取り組む問題を理解していくのです。このように問題そのもののあり方を問うことから始めることを「問題の脱構築」といいます。

「問題の脱構築」によって、それまで非常に狭い視野でしか理解できていなかった「問題」が多様な存在として理解できるようになります。そうなると、それはもう一枚岩のように強固なものではなく、どこかしら実際に取り組めそうなさまざまな割れ目や隙間が見えてくるのです。

その後、その人の「人となり（アイデンティティ）」をより豊かに語ってもらうことに取り組んでいきます。ナラティヴ・アプローチでは、これは「豊かな（厚い）描写」、「オルタナティブ・ストーリー」と呼びます。つまり、その人が人としてどのような存在であるのかについて、十分に語ってもらうということです。ここでのストーリーは、大雑把にいえば「どもりがあるから」という物語ではなく、「どもりがあっても」という物語に変更されているということです。このように別のストーリーを語っていく過程を「再著述」「共著述」と呼びます。つまり、その人の人生を書きあらわしていく、ということです。

その糸口として、ナラティヴ・アプローチでは「ユニークな結果（例外）」から会話を紡いでいくことを提唱しています。その人がどのように今までどもりとつき合ってきたのか、どもりがあっても気にせずにできていたこと、影響を受けなかった人生の出来事、どもりのことを受け入れてくれた人々の存在、そして、どもりがあっても持ち続けている姿勢、態度、希望、夢などです。このことを十分に語ることができれば、「どもりがあっても」という物語が著述される可能性があることが想像できるのではないでしょうか。

また、そのような会話を紡いでいく際に有効な語り口を提案してもいます。それを「外在化する会話」と呼びます。ナラティヴ・アプローチでは、問題をめぐって、誰一人として名指しで責めるような会話をしません。誰もがそのような状況から多大に影響を受けている存在として語っていくのです。それは、「問題からいかに影響を受けているのだろうか」という視点で語るように促すのです。

たとえば、「あなたを悩ませている言葉の詰まりは、あなたにどのような影響を与えているのでしょうか？」「言葉がうまく出てこないことは、あなたをどのような気持ちにさせるのでしょうか」などという質問から、問題からいかに影響を受けているかという「どもりがあるから」という物語を十分に語ることができます。これをナラティヴ・アプローチでは「マップ1（外在化する会話）」と位置づけます。

そして、「マップ2（再著述する会話）」では、「どもりがあっても」という物語を次のような質問によって、紡いでいくのです。「どもりがあなたの人生に影響を与えていないところとしてはどのようなところがあるのでしょうか？」「どもることが、人間関係に影響を及ぼしていないところがあれば教えてもらえないでしょうか？」などといった「ユニークな結果」のエピソードから始め、そのことをその人はどのように可能にしているのかについて語ってもらいます。

外在化する際に、尋ねる側の言葉を使うのではなく、当の本人の言葉、それもその人にとってしっくりとする言葉を使うことが非常に大切なことになります。この語り口は、日常親しんだものではないので、なかなかいいにくいのですが、これによって、その人の語りを促進することができるのです。そのため、このような言葉遣いをしていくための練習が必要となります。すぐに実行できる人もいるのですが、なかなか外在化の質問を口に出すことができない人もいるようです。その場合には、誰かと一緒に練習することをおすすめします。

そして、その人の人となりを語ることができた後には、どのように「どもり」と共存していくかの物語も同時に生じてくるようになります。そこでは「どもる」「どもらない」というような二分法的な発想に囚われません。実際の人生では、どもることに悩む日もあるのだけれども、そのことが自分の人生を支配し、将来に対して悲観的な展望だけを与えるのではなくなっていくのです。

このどもりからの課題を乗り越えた人々は、その乗り越えたという達成感、そこで学んだことの意義を理解することによって、これからの将来への旅路をより豊かに歩むことができるのではないか、そんな希望を抱きながら、私たちはこの本に取り組んでいるのです。

文献

Burr, V. (2015). *Social constructionism, 3rd ed.* East Sussex: Routledge. 田中一彦・大橋靖史（訳）『ソーシャル・コンストラクショニズム――ディスコース・主体性・身体性』川島書店、二〇一八年

Morgan, A. (2000). *What is narrative therapy?: A easy-to-read introduction.* Adelaide: Dulwich Centre. 小森康永・上田牧子（訳）『ナラティヴ・セラピーって何？』金剛出版、二〇〇三年

竹田青嗣『現代思想の冒険』ちくま学芸文庫、一九九二年

内田　樹『寝ながら学べる構造主義』文春新書、二〇〇二年

White, M. & Epston, D. (1991). *Narrative means to therapeutic ends.* New York: Norton. 小森康永（訳）『物語としての家族［新訳版］』金剛出版、二〇一七年

1章
ナラティヴから読み解く、吃音の特徴と吃音問題の本質

伊藤伸二

身体的苦痛がない吃音は、それ自体は人を苦しめません。「どもっていては有意義な人生は送れない」という私のストーリーと、「吃音は治る、治すべきだ」の社会の言説（ディスコース）が私の人生を縛りました。何が原因で吃音に悩み始め、何がきっかけで悩みから解放されていったかをナラティヴ的に整理します。そのうえで、世界の吃音研究・臨床の動向や、さまざまな領域から学び、対話を続けたことを基に吃音の特徴、問題の本質に迫ります。

1　私の吃音人生とナラティヴ

ナラティヴ・アプローチでは、私がかつてもっていたストーリーを「問題のしみ込んだ描写」、「支配的物語（ドミナント・ストーリー）」と呼びます。吃音を隠し、話すことから逃げていたため自信がもてず、自信がないからまた逃げるという悪循環のなかでつくりあげた支配的物語にひとりでは気づけなかったでしょう。自分で著述した物語をセルフヘルプグループの活動で語り、支配的物語に気づき、仲間と一緒に物語の再著述をしていきました。私が悩みから解放されるプロセスに、「吃音の改善」はまったく関与していません。私がどのような物語に支配され、それをどう書き換えてきたのか、私の人生とともに見ていきます。

これまで何度も語ってきた私の吃音人生ですが、ストーリーの意味づけが大きく変わる出来事がありました。二〇一八年九月七日に行われた、東京大学先端科学技術研究センター（バリアフリー研究分野・福島智教授、当事者研究分野・熊谷晋一郎准教授）が主催した、『どもる人たちの当事者運動を振り返る　伊藤伸二さんを囲んで』のイベントのときです。「吃音を治す・改善する」が一辺倒の吃音の世界で、なぜ私が五十年ほど前に「吃音とともに生きる」という地点に立ちきることができたのかを話す準備の過程での気づきです。吃音が治らず、セルフヘルプグループ設立の契機になった「東京正生学院」（かつて東京都新宿区にあったが、すでに閉校している）での三十日間が、単なる治療の失敗体験ではなく、「三十日間で、どもれない体から、どもれる体になったのだ」と気がつきました。これは大きな発見でした。「どもれる体」は、『どもる体』の著者、伊藤亜紗さんとトークイベント（二〇一八年八月十一日）で対談したことがきっかけで思い浮かびました。ナラティヴ・セラピストがいう、考古学者のように過去をたどっていくことでたどりついた、「ユニークな結果（経験）」だといえます。過去は変えることができないのですが、意味づけが変わったのです（伊藤、二〇一八）。

1 どもりにまったく悩んでいなかったころ

私は三歳からどもり始めたものの、明るく、活発な子どもでした。小学一年生の二学期に、三重県の山奥から中心部の津市に転校してすぐに友だちと仲良くなり、次の学期では副級長に任命されるなど、リーダーシップのとれる子どもだったようです。どもってもどんどん発表し、「元気よく返事ができることとクラス随一」と通信簿に書かれています。

三歳から小学二年生の秋までのこの時期が、私の人生に大きな意味をもちました。心理学者Ｅ・Ｈ・エリクソンがいう、社会心理学的発達課題である、基本的信頼、自立性、自発性が完全に達成されていたのです。その後の学童期に、強い劣等感のために勤勉性を失い、思春期の課題である自己同一性の形成が達成できなかったにもかかわらず、その後のセルフヘルプグループでの活動でやり直しができたのは、この時期があったからです。

②どもりを治そうとしていたころ

どもりは悪い、劣った、恥ずかしいものだ

私はクラスの中心的存在だったこともあって、小学二年生の秋の学芸会の劇を楽しみにしていました。主役かそれに近い役を期待していたのが、セリフのある役から外されました。このとき、はじめて吃音をマイナスに意識しました。「どもって失敗したらかわいそう」という担任の教育的配慮だったのかもしれませんが、私は「吃音は悪い、劣った、恥ずかしいもの」と受け取りました。学芸会の練習が始まり、それが終わる頃、私は別人になっていました。吃音への劣等感が強くなり、発表や音読だけでなく、勉強もしなくなり、友だちとの遊びや学校の役割もしなくなるなど、勤勉性をまったくなくしていきました。休み時間、運動会、遠足、修学旅行が嫌いになりました。

私は相手の意向を無視した思い込みによる配慮は、暴力になりうると思います。「君はどうしたいか」と教師が相談してくれていたら、私はこんなに長く吃音に悩むことはなかったでしょう。

どもりが治らなければ、楽しく有意義な人生は送れない

当時、大学で吃音を研究している人はなく、心理学の教授や耳鼻咽喉科の医師が新聞や雑誌などで民間吃音矯正所を推薦していました。「どもりを治すように」と小学校の担任教師は夏の民間吃音矯正所の巡回吃音治療を受けるようにすすめ、中学二年生の夏には、吃音治療の本を読んで、一か月必

死に練習しましたが、治りませんでした。本には、どもるスポーツ選手の自殺、国宝金閣寺放火事件を起こした人が吃音であったなどと書かれていて、ますますどもりは治さなければならないという思いが強まりました。中学生のときには、英語の筆記試験に比べてリーディングができない私を怠け者と教師が責めました。高校二年生のときには、国語の音読の免除を願い出たところ、「お前のようなヤツが！」という教師の屈辱的な応対にからだが震えました。これら教師の吃音への無知、無理解によって、他者や社会への不信感が湧き、社会に出ることの恐れが芽生えました。当時の社会には吃音のネガティヴな物語があふれていました。

人生の困難は直面するより逃げたほうが楽だ

中学校ではクラブ活動の卓球が唯一の救いでした。高校でも卓球部に入ったものの、新入生の男女合同合宿の自己紹介でどもることを知られたくなくて、その前日に退部しました。好きなことからも逃げたことで、少しでも困難を感じると逃げるくせがつきました。クラブ活動も勉強もせず、話すことから徹底的に逃げたために、どもることで傷つくことはなくなりました。しかし、行動をしなかったために、自分の実力がわかりません。「自分は何者で、社会で生きていく能力があるのか」、私のアイデンティティが失われました。どもる自分は仮の姿で、どもりが治ってから本当の人生が始まるのだと、治ることばかりを夢見ていました。

吃音のもつ最大のマイナスの影響である、どもりを隠し、話すことから逃げる行動は、卓球部の退部によって、「直面するより逃げたほうが楽」のナラティヴが形成されました。やればできたかもしれないのに、話すことから逃げて、しなかったことへの後悔が私の悩みの核心でした。

どもって話しても伝わる

大学一年生の夏休み、「どもりは必ず治る」と宣伝する東京正生学院の門をたたきました。「どもりさえ治れば私の人生はバラ色になる」と思い詰め、子どもの頃からあこがれていたにもかかわらず、門を前に立ちすくみます。どもりを隠し、話すことから徹底的に逃げてきたため、吃音と向き合うことが怖かったのです。二時間ほど入るのを躊躇した後、意を決して門の中に入りましたが、そこは私にとって天国でした。寮にいた十人ほどの人が口々に、「どこから来たのか」など、どもりながら話しかけてくれました。私も一所懸命に話しました。こわばり、緊張していたからだが、いっぺんにほぐれたような気がしました。この瞬間が、私が吃音から解放されていく出発点となりました。私の実感では、一人の友だちもなく、孤独に生きてきた私にとって、一緒に食事をし、夜まで語り明かすその後の合宿生活は、楽しくて毎日がお祭りのようでした。どもったときの相手の反応をまったく気にしないで、思う存分話して真剣に聞いてもらえる気持ちよさ、喜びを存分に味わいました。

院長は、「どもらずゆっくり話す方法」を、副院長は、アメリカ言語病理学の意図的にどもる「随意吃音」や、「軽く、楽にどもる方法」を教えてくれました。これは、アメリカで激しく対立するふたつの方法を同時に教えてもらったことになります。午前中は呼吸・発声練習、午後は「警察署はどこですか」などと、毎日百人に声をかける街頭訓練と、上野公園の西郷隆盛の銅像前や山手線の電車での演説練習が課せられました。院長の方法で、喫茶店で「カーレーラーイース」と注文すると、いやな顔をされ、笑われました。副院長の「随意吃音」も「軽く、楽にどもる」も役に立ちませんでした。

それまでの私は、どもる恥ずかしさで話さなくなっていたために、どもる人間でありながら、どもれない体になっていました。それがすぐに親友ができ、恋人ができたために、どもるかどもらないかをまったく意識しないでしゃべることができました。どもることを気にしないで話すことの心地よさ、楽しさを味わった私は、どもらないで話そうと必死になるのがばかばかしくなりました。どもっても相手は聞いてくれ、ことばは伝わるのです。教えられた方法の「ゆっくり話す」訓練に忠実に治療に励む優等生が多いなかで、私は東京正生学院の治療法に三日ほどで見切りをつけ、劣等生になり「ゆっくり話す」訓練をやめ、どもりながら話していきました。街頭訓練などでも、どもりながら話しました。「学生さん、がんばりや」の励ましの声援もときどき受け、以前のどもった後の恥ずかしさが薄れていきました。話さなかった、どもれなかった体が、どんどんどもれる体になっていきました。

もし、私が三十日間吃音を治すために、「ゆっくり、そっと話す」言語訓練を必死に続けていたとしたら、ほかの人と同じように治らなかっただけでなく、吃音を否定し続ける思いから抜け出ることはできなかったでしょう。一度の治療経験だけで治すことにあきらめがついたのは、どもれる体になれたことの喜びがあったからでしょう。

吃音に悩み始めてから二十一歳までの間の会話の総量をはるかに上回る会話量があったから、どもれる体になれたのかもしれません。寝る時間以外は話づめの三十日間を、親友や恋人、どもる仲間と過ごせたことはとても幸運なことだったのです。

また、吃音を治したくて東京正生学院に来た人たちのなかに、地元では学校の教師や僧侶、営業職や会社の経営者など、話すことの多い仕事に就いている人が少なくないことを知りました。どもっていたら仕事に就けないと思っていた私の未来が、明るくなりました。皮肉にも、吃音を治すための東京正生学院で、「どもれる体」になれたことが、その後の私の人生を豊かで幸せなものにしたのです。

どもるからといって、できないことは何ひとつない

家が貧しかったので、学費・生活費のために新聞配達店での住み込みから私の大学生活が始まりました。夏休みに東京正生学院の寮に入るために新聞配達店を出たのですが、どもれる体になり、どもる覚悟ができたので、新聞配達店には戻らずに一人暮らしを始めました。メッキ工場での労働、百科事典のセールス、デパートの売り子、飲食店のボーイなど、あらゆる種類のアルバイトをしました。いやなこと、つらい経験もたくさんありましたが、どもるからといってできないことなど何ひとつないのだと経験を通して知りました。「どもっていたら何もできない」という思い込みの物語を、「どもっていても何でもできる」の物語に変えることができました。遊びの資金のためのアルバイトな

ら、つらくなればすぐにやめていたでしょうが、生きるためには、どもるからといって逃げるわけにはいきませんでした。

一九六五年の秋、元気で活発な「本来の私」が戻り、私は、東京正生学院と、田辺一鶴講談教室で知り合った仲間十三人と、どもる人の会、言友会を創立しました。私は会長に次ぐ幹事長になり、失った学童期・思春期を取り戻すかのように必死に活動しました。孤立していると気づけないこと、見えないことが、セルフヘルプグループに千人、二千人と大勢の体験が集まることで見えてきます。どもりが治らないのは、その人の努力不足や精神力の弱さではなく、そもそも治療法がないのだと、吃音の常識の誤りに気づきます。障害者運動、社会運動などに積極的に加わり、人間としてどう生きるかを考えていくことで、吃音に対する考え方が変わりました。どもることであきらめていた教職に就くなど、言友会の仲間のなかから自らの人生を変えていく人たちが現れました。

自分の吃音は自分で研究する

一九七二年、大学を卒業してから、大阪教育大学の言語障害児教育教員養成一年課程に行きました。主任教官の神山五郎教授は耳鼻科の医師で、ご自身が吃音に悩み、アメリカの大学院に留学して言語病理学博士になり、日本に言語病理学を導入した人でした。私は、興味のある領域なので一所懸命勉強し、研究生として残った後、大阪教育大学の教員となり、ことばの教室の教員を養成する仕事に就きました。その後、心理学者で吃音研究の第一人者、内須川洸教授も大阪教育大学に赴任してこられて、タイプのちがう二人の吃音研究者の身近で、私の吃音体験とセルフヘルプグループの活動の検証をすることができました。私の研究室には、全国からどもる人が集まり、どもる苦労だけでなく、自分の人生の展望も探り始めました。「吃音の当事者研究」の始まりだったといえるでしょう。「すべきことから逃げても、どもるから仕方がないのだと、吃音を理由にして自分に甘えていた」という語りを契機に、どもる苦労の語りから、吃音から影響を受けた人生の語りへと変わりました。また、どもる人の悩みが深いのは、治るという期待をもち、「吃音が治ったら……しよう」と考えてしまうからで、吃音を治す努力をすればするほど、自分の人生を見失うという洞察がすすみました。吃音を治す努力を、より良く生きるために使おうと、私は「吃音を治す努力の否定」を提起しました。どもる人の幸せにつながる道だと誰もが信じて疑わなかった「吃音を治す」という前提を、当事者である私たちが取り去ったのです。

③吃音とともに生きる

「吃音者宣言」は、吃音にとらわれない「脱・吃音宣言」

一九七五年、「吃音はどう治すかではなく、どう生きるかの問題だ」という私の考えを検証するために全国巡回吃音相談会の旅に出ました。北海道から九州まで三か月、三十五都道府県・三十八会場で、どもる人や親、ことばの教室の先生など六百人ほどと語り合いました。吃音とともに豊かに生きている多くの人との出会いが、この旅の最大の収穫でした。自分の経験からもっていた、「どもっていれば、誰もが悩むはずだ」という先入観が破られ、セルフヘルプグループの活動の成果にも確信をもちました。大学の研究室にいるだけでは絶対に得られない、外へ出ることで得られた、どもる人たちの事実でした。「吃音とともに豊かに生きることができる」の物語が完成しました。十年の歳月と、千人以上のどもる人との対話をもとにして私が起草文を書いた、「吃音者宣言」（伊藤、一九七六）は、言友会創立十周年記念大会で討議されて採択されました。

この宣言は、「私たちはこれまでの苦しみを過去のものとして忘れ去ることなく、よりよい社会を実現するために活かしていきたい。吃音者宣言は、すべての人びとと連帯していこうという私たち吃音者の願いで、決意だ」と書いたように、徹底的に吃音について考え抜いた結果、吃音の悩みは、誰もがもつ普遍的な悩みとつながっているのだとする、「脱・吃音宣言」の意味合いをもっています。それが、その後のさまざまな領域から学ぶ姿勢につながっていきました。

吃音者宣言

私たちは、長い間、どもりを隠し続けてきた。「どもりは悪いもの、劣ったもの」という社会通念の中で、どもりを嘆き、恐れ、人にどもりであることを知られたくない一心で口を開くことを避けてきた。

「どもりは努力すれば治るもの、治すべきもの」と考えられ、「どもらずに話したい」という、吃音者の切実な願いの中で、ある人は職を捨て、生活を犠牲にしてまでさまざまな治すこころみに人生をかけた。

しかし、どもりを治そうとする努力は、古今東西の治療家・研究者・教育者などの協力にも関わらず、充分にむくわれることはなかった。それどころか、自らのことばに嫌悪し、自らの存在への不信を生み、深い悩みの淵へと落ちこんでいった。また、いつか治るという期待と、どもりさえ治ればすべてが解決するという自分自身への甘えから、私たちは人生の出発（たびだち）を遅らせてきた。

私たちは知っている。どもりを治すことに執着するあまり悩みを深めている吃音者がいることを。その一方、どもりながら明るく前向きに生きている吃音者も多くいる事実を。

そして、言友会十年の活動の中からも、明るくよりよく生きる吃音者は育ってきた。

全国の仲間たち、どもりだからと自分をさげすむことはやめよう。どもりが治ってからの人生を夢みるより、人としての責務を怠っている自分を恥じよう。そして、どもりだからと自分の可能性を閉ざしている硬い殻を打ち破ろう。

その第一歩として、私たちはまず自らが吃音者であること、また、どもりを持ったままの生き方を確立することを、社会にも自らにも宣言することを決意した。

どもりで悩んできた私たちは、人に受け入れられないことのつらさを知っている。すべての人が尊重され、個性と能力を発揮して生きることのできる社会の実現こそ私たちの願いである。そして、私たちはこれまでの苦しみを過去のものとして忘れ去ることなく、よりよい社会を実現するために活かしていきたい。

吃音者宣言、それは、どもりながらもたくましく生き、すべての人びとと連帯していこうという私たち吃音者の叫びであり、願いであり、自らへの決意である。

私たちは今こそ、私たちが吃音者であることをここに宣言する。

一九七六年五月一日　言友会創立十周年記念大会にて採択

一九八六年夏、私が大会会長となり、世界十一か国、三十四人の海外代表を含む四百人のどもる人、臨床家、研究者が集う、世界ではじめての吃音国際大会を日本で開きました。最終日、京都国際会議場の大ホールで海外代表と肩を組み、次回のドイツ大会での再会を呼びかけるあいさつをしているとき、ふと「どもりでよかった」と心の底から思えました。その後、三年ごとに世界大会が開催され、ドイツ、アメリカ、スウェーデン、ベルギー、南アフリカ、オーストラリア、クロアチア、アルゼンチン、オランダ、アメリカ、ふたたび日本と、世界のどもる人やセルフヘルプグループのリーダー、吃音研究者や臨床家との交流が続いています。

アメリカのメル・ホフマン、ドイツのトーマス・クロール、日本の伊藤伸二の三人で委員会を組織し、国際吃音連盟の設立に取り組んできて、一九九五年のスウェーデン大会で設立されました。そのときに交流を深め、協力してくれたのが、世界的ミュージシャンのスキャットマン・ジョンでした（伊藤、一九八七）。

吃音と上手につきあう

「吃音を治す」治療の長い歴史はあっても、「吃音と上手につきあう」には、まったく取り組まれていません。世界大会で、海外代表から「吃音と上手につきあう」ための具体的なプログラムの提示を求められました。そこで、一九八七年四月から週に一度の大阪吃音教室で、次の三つを柱に年間四十五回のプログラムの資料をつくって講座のすべてを私が担当しました。二年目からはメンバーが分担しています。

①吃音の原因論や治療の歴史、不安や恐れへの対処など、吃音について学ぶ
②自分と他者を知るため、人間関係について精神医学、臨床心理学などから学ぶ
③話す、聴く、書く、読む、声の表現など、コミュニケーションの力を育てる（伊藤、一九九三）

私たちのグループだけでなく、多くのセルフヘルプグループでは、「あなたはあなたのままでい い、あなたはひとりではない、あなたには力がある」というメッセージを大切にしています。このメッセージを子どもたちに伝えたいと、一九九〇年、小学生から高校生を対象に、以下の内容で吃音親子サマーキャンプを始めました。今では、全国から百四十人ほどが参加する大きな規模のキャンプになり、これまで二十九年続いています（伊藤、二〇一〇）。

①吃音についての話し合い——同年齢の子どものグループ、親グループで話し合う。
②劇の稽古と上演——どもりながら他者に働きかける、ことばの力を育てる。
③親の学習会——吃音だけでなく、子育てに必要なアサーションなどを学ぶ。

たくさんの子どもが成長し、就職し、結婚していきました。この本で紹介している藤堂雅貴さんはそのひとりです。この私たちの活動は、NHK「にんげんゆうゆう」（二〇〇〇年六月二二日放送）、TBSドキュメンタリー「報道の魂」（二〇〇五年一〇月一七日放送）、TBSニュースバード「ニュースの視点」（二〇〇五年一〇月二四日放送）などのテレビ番組でも紹介されました。

言語訓練以外に学ぶべきこと、すべきことはたくさんある

私たちは、吃音はどもることが問題なのではなく、吃音から受ける影響が問題だと体験を通して考えてきました。その影響は、病気や障害、さらにはさまざまな劣等感や生きづらさを抱えている人に共通する普遍的な困難や悩みです。その対処には、臨床心理学、精神医学、社会心理学、哲学、教育学、演劇など、多くの分野で理論や技法が蓄積されています。それらを「吃音とともに豊かに生きる」ために、またどもる子どもの教育に活かそうと、学んできました。これまで私たちの学んできたことは、どもる人の生き方や、どもる子どもとの対話や取り組みに実際に活かしています。学びの活動のテーマと講師の一部を紹介します。

どもる先輩からのメッセージとしては、映画監督の羽仁進さん、直木賞作家の重松清さん、芥川賞

作家の村田喜代子さん、落語家の桂文福さん。表現力を高めるための知恵としては、からだとことばのレッスンの竹内敏晴さん、劇作家・演出家の鴻上尚史さん、詩人の谷川俊太郎さん。笑いとユーモアについては、コメディアンの松元ヒロさん、笑い学会会長の井上宏さん。臨床心理・カウンセリングの領域については、アサーションの平木典子さん、論理療法の石隈利紀さん、認知療法・認知行動療法の大野裕さん、パーソンセンタード・アプローチの村山正治さん、トランスパーソナル心理学の諸富祥彦さん、交流分析の杉田峰康さん、アドラー心理学の岸見一郎さん、ゲシュタルトセラピーの倉戸ヨシヤさん、サイコドラマの増野肇さん、内観療法の三木善彦さん、人間関係論の村瀬旻さん、建設的な生き方（森田療法・内観療法）のデイビッド・レイノルズさん、当事者研究の向谷地生良さん、ナラティヴ・アプローチの国重浩一さん、福祉とエンパワメントの北野誠一さんなどです。

吃音ショートコースと名づけた二泊三日のワークショップで二十年間学び続けてきたこれらのことは、書籍や冊子としてまとめ、私たちの財産になっています。

2　吃音の特徴と問題の本質

近年、脳科学、遺伝学などの発展で、吃音の原因が解明されたかのような研究論文が見られます。ほかの病気や障害とちがって、日本でも海外でもどもる人の多くは病院や研究所などにあまり行きません。数少ないデータをもとにした論文に、エビデンス（科学的・統計的根拠）があると私には思えません。吃音の原因もメカニズムもまだ十分に解明されていないと考えるのが妥当でしょう。また、仮に脳や遺伝子に吃音の原因があるとしても、治療や問題の解決には役に立ちません。謎だらけの吃音と向き合うには、科学的な知識も必要ですが、大勢のどもる人の体験や、どもる人が語る物語をもとにした知識、知恵、哲学が必要だと私は思います。

五十三年のセルフヘルプグループ活動、六回の世界大会への参加、二十九回の吃音親子サマーキャンプ、島根、岡山、静岡、群馬、沖縄、千葉などで行われた吃音親子キャンプなどで、私が直接に対話をしてきたどもる人、どもる子どもの数は、七千人を超えるでしょう。それらの体験、物語をもとに吃音の特徴を整理します。

1 吃音の多様性と変動性

一人ひとりちがう、吃音の多様性

「ことばに詰まったり、どもったりする、いわゆる吃音をもつ人たち」と、私が出演したNHK番組「にんげんゆうゆう」の冒頭でどもることが紹介されました。「ぼぼぼぼく」と音を繰り返す（連発）のがどもることで、「……」と第一音が詰まる、ブロック（難発）とは別のもののような言い方です。実際、ことばが詰まるのがどもることだと知らない人は多いようです。繰り返しから、引き伸ばし、ブロックへとどもり方が変化することが多いのですが、どもり始めからブロックの子もいます。三つのタイプのどもり方をする人、ブロックだけの人など、どもり方は一人ひとりちがいます。

三つのタイプのすべてが「どもる」ことなので、「詰まったり、どもったり」と分けないで、「どもる」と表現してほしいと、私は考えています。

どもる程度も、一言一言どもる人から、どもっているとは思えない人までいます。私が出会ったなかに、自己紹介で、十分間も名前が言えないまま終わった人がいました。「私は、友だちがほしいです」と言うのに、五分かかった人もいます。ふたりとは現在もつきあいがあり、少し楽に声が出るようになりましたが、今もかなりどもります。

家族や親しい人とはどもらずに、緊張する学校での音読や発表、職場での朝礼やプレゼンテーションや、苦手な上司に話すときにとくにどもる人は多いのですが、反対に、ある程度緊張状態のほうがどもらない人がいます。また、家族や親しい人とはリラックスできてよくどもるという人もいます。このように、話す場面や話す相手によってちがいます。すべての「音」にどもる人もいれば、「カ行」や「タ行」、「ア行」など特定の「音」だけがどもるという人もいます。

「十歳を過ぎてどもり始めることはない」とアメリカ言語財団のパンフレットには書いてあります。確かにどもり始める年齢は三歳前後が多いですが、中学生や高校生になってからどもり始めた人も少なくなく、三十歳になってからどもり始める人もいます。六十三歳からどもり始めた人が、私が出会ったなかでの最高年齢です。

これらが、どもる人一人ひとりがちがう、吃音のどもる状態の多様性です。

一人のどもる人の中での変化、吃音の変動性

幼児期の吃音には「自然治癒」があり、どもったりどもらなかったりの変化も非常に大きく、まわりは一喜一憂します。また、ひどくどもるときと、そうでないときの「波現象」があり、自分ではコントロールができません。小学生のころと比べ、年齢があがるにつれてあまりどもらなくなった人がいます。反対に、小学生のときはあまりどもらなかったのが、大学生や社会人になってから、よくどもるようになった人もいます。就職して三年ほどはあまりどもらなかったのに、勤務する部署や支店が変わってどもるようになったなど、年齢、ライフステージ、仕事内容の変化、人間関係などさまざまな要因でどもり始め、私たちのセルフヘルプグループに参加しています。

「吃音症状」は、一度改善されても元に戻ることの多い、脆弱性のあるものです。どもらなくなっても、自分の名前や会社名など、特定の音が言えない状態は残ります。私も講義や講演でほとんどどもらなくなった時期でも、自分の名前や寿司屋での「トロ」の注文など、苦手な短い「音」では確実にどもりました。ドイツでの世界大会で会ったアメリカの言語病理学者、フレデリック・マレーは、「吃音は活火山のようなもので、いつ噴火するかわからない」と言い表しました。吃音の変化は、人の制御を超えたところにあるようです。

このように多様性と変動性の大きい吃音に、一律の言語訓練はあり得ないと思うのですが、実際に行われているのは「ゆっくり、そっと、やわらかく」の言語訓練だけです。多様で、自然に変化していく吃音に対応するには、「どもりとはこういうものだ」という固定的な見方から離れる必要があり

ます。どもる状態、困ること、将来への思いなど、知っているのは本人だけです。親、ことばの教室の担当者や言語聴覚士は「無知の姿勢」で、子ども一人ひとりと対話して教えてもらうしかありません。そして、専門家として知り得た知識はすべて親や子どもと共有し、対等の立場で、今後取り組む道筋を一緒に考えるのが、多様で、変動性の大きい吃音に対する取り組みの基本的な態度です。

吃音は治っていないが、自然に変わっている

一九八六年の米国音声言語聴覚協会の大会で言語病理学者のユージン・クーパーは、どもる人の五人に二人は、どんな治療技術でも治らない慢性的吃音症状症候群で、「治す」ではなく、「吃音コントロール」をめざすべきだと発表しました。また、「どもらずに流暢に話す派」と「流暢にどもる派」の長年の激しい論争を経て、二〇〇七年に日本でも翻訳され紹介された、バリー・ギターの統合的アプローチでは、「吃音が治る」ことに関連して、それを流暢性と表現して、以下の三つに分類します（ギター、二〇〇七）。

①自然な流暢性――話し方をまったく意識しない、どもらない人の正常なスピーチ。
②コントロールされた流暢性――流暢性の維持のために、話す速さや話し方に注意を払う。
③受け入れることができる吃音――非流暢性は目立つが、回避せず気楽にどもる。

吃音治療大国のアメリカも、自然な流暢性を難しい、つまり「完全な治癒はない」と認めましたが、流暢性形成技法である「ゆっくり、そっと、やわらかく」の言語訓練で、吃音のコントロールは

めざします。しかし「ゆっくり話す」訓練は、百年以上も前から、治療として取り組まれ、ほとんどの人が失敗してきた方法です。どもる人の多くは、「自然な流暢性」を求めているわけではなく、少しでも改善し、人前で話すことが必要なときに、吃音を少しでもコントロールできるようになりたいと考えています。しかし、それができないから、どもる人は悩んでいます。吃音のコントロールを教えることができたら、専門家としては大成功で、アメリカの言語聴覚士の九十五パーセント以上の人が吃音の臨床に苦手意識をもつといわれるようなことはないでしょう。

私が五十三年間で出会った七千人以上のどもる人のなかで、治ったという人にはひとりも会ったことがありません。治ってはいませんが、どもっていても日常生活を十分送れるだろうと思える人がほとんどでした。どもる人の会にはじめて参加した人の多くが、「みなさん、本当にどもるんですか」と驚くのはそのためです。私のまわりの多くの人たちは、言語訓練的なものはしていませんが、仕事を誠実にしていくなかで自然に変わっていきました。

子どもたちは、クラスの担任が替わった、先生や仲間が理解してくれた、得意なことや熱中するものができたなどで、変わったと言います。成人の場合は、仕事で業績をあげた、昇進などの達成感を得た、恋人ができた、結婚したなど人間関係の変化で変わりました。

子どもの場合、学校生活の中で話していくのを勇気づけるのが、臨床家や教師の役割だと私は思います。どんな条件があれば学級での課題に挑戦できるか、本人との対話や当事者研究をすることで「ポン」と背中を押します。学校生活でうまくいかなかったら、子どもにとって吃音と向き合うチャンスです。私たちは予行演習のできない、教科書のない、一度きりの人生を生きています。言語訓練室で準備をして、話す場面に出ていく発想そのものが、大きな間違いだと思います。

「吃音を治したい」と願う人にたくさん会ってきましたが、日常的に言語訓練をする人はほとんどいません。その数少ないひとり、何度も芥川賞候補にあがった小説家の金鶴泳さんは、「今日は二十分練習した。もっと時間を増やそう」などと毎日、訓練のことを日記に書き、何年も訓練を続けましたが、まったく効果がないどころかますます悩みを深めます。金さんが吃音の悩みから解放されたのは、吃音の苦悩を書いた小説『凍える口』（一九六六年初版発行、二〇〇四年に図書出版クレイン刊の金鶴泳作品集に収載）を出版したときでした。

イギリスの文豪サマーセット・モームは『人間の絆』（一九一五年発表）で、真継伸彦さんは『林檎の下の顔』（筑摩書房、一九七四年）の自伝的小説を書いたことで、吃音の悩みから解放されたそうです。悩む人にとって、吃音はとても深刻な問題です。私はその人たちを「悩む力」がある人だと思います。「悩む力」は「よく生きる力」に変わる可能性を秘めていると思うのです。

歌や極端にゆっくり話すなどのリズムがあれば、あまりどもらない

歌でもどもる人はまれで、お経や謡曲、講談などリズムのあるものや、メトロノームに合わせて話す、極端にゆっくり話す、誰かと一緒に読むなどではどもりません。この効果を治療法として使っても役に立ちません。世界大会での議論で、「ゆっくり話すどもらない言語」を外国語のように習得す

ると主張する人に、何人も会いました。私の親友、オーストラリア人のジョン・ステグルスは、仕事場の会計事務所に出かけるとき「ことばの仮面」をつけます。私たちと話すときでも「ゆっくり、まったり」した抑揚のない話し方をして、とても不自然でした。家族の中では、仮面を外し、自由にどもれて心地よいと言うので、「そろそろ仮面をはずしたら」とすすめても、仮面をとると何が起こるかわからないので怖くて外せないと言います。

「ロボットみたいな話し方、僕は絶対使わない」と、「どもりカルタ」の読み札を書いた子どもがいます。どもらないようにするためのゆっくりした話し方は、どもらないけれども、とても不自然なのです。そして、ジョン・ステグルスのように、いつまでも吃音にとらわれることになりかねないのです。

言語訓練の問題点と副作用

ほかの病気や障害なら症状によって薬や治療法やリハビリテーションのメニューはちがいますが、「吃音改善」のメニューは同じで、「ゆっくり話す」訓練しかありません。ほとんどどもらない人にそのような訓練が必要なのか。またその人が、どの程度軽減すれば満足するのか。軽減すればするほど、あと少しと完全を求め、「いつか、完全に治れば」の思いがふくらみ、どもる事実を認めることがなかなかできません。私のように、治ることばかりを考え、人生の旅立ちを遅らせる危険があることが、言語訓練の副作用です。音読や発表が苦手な子が、練習をして、学校でどもらずに音読や発表ができたとしても、それがその後の生きる力になるほど、吃音は単純ではありません。小学校時代に問題がなかった子どもが、中学生、高校生、大学生、社会人になってから悩み始め、私のところに相談にやってくることも少なくありません。

二〇〇七年、クロアチアでの世界大会で、シドニー大学のマーク・オンズロー教授のリッカムプログラムのワークショップに参加しました。子どもがどもったら指摘し、言い直しをさせ、どもらなかったらほめるアプローチを目の当たりにして、言い直しをさせることは、子どもが吃音を否定することにならないかと、質問しました。すると、オーストラリアの言語聴覚士は吃音を否定していないのでそれはないと教授は答えました。「吃音を否定しているわけではない。吃音を肯定しながらも、本人が治したいと望むなら、改善の努力はすべきだ」という意見は根強くあります。それができる人はそうすればいいのですが、私たちは両立できませんでした。ことばの教室の先生や言語聴覚士が一所懸命「改善しよう」としてくれればくれるほど、「どもることは、いけないことだ」と、子どもが、吃音へのネガティヴな感情や考えをもつ可能性があります。善意の言語訓練は、「吃音否定」の物語をつくりかねないのです。また、「言語訓練での一時的な改善を維持し、日常生活に活かすのが難しい」は、世界の吃音治療の常識で、長年の課題です。

どもらなくなった人々の現実

吃音だと本人が言わないかぎり、まわりからはわからない人はたくさんいます。それが「どもりは治る」の根拠になっているのかもしれません。人間国宝で歌舞伎役者の片岡仁左衛門さんは、NHKのドラマ収録で二十回近くNGを出し、大河ドラマ「春の坂道」では短いセリフが言えず、本当につらく、自分が情けなくなったと読売新聞のインタビューで話しています（読売新聞二〇一六年七月二日）。アナウンサーの小倉智昭さんも、テレビカメラの前ではどもらないが、日常生活ではどもり、「吃音は治らない。私は吃音キャスターだ」と言い切ります。首相が田中角栄だったとき、「タ」行が苦手でつらい思いをしたそうです（小倉、二〇〇七）。女優の木の実ナナさんも、「男はつらいよ」の映画の撮影で、渥美清さんに呼びかける「おにいちゃん」の「お」が出なくて撮影が二日間ストップしたとエッセイ『下町のショーガール』（主婦と生活社、一九八七年）で書いています。私も講義や講演など人前で話すときは、ほとんどどもらなくなった時期がありました。しかしそのときでも、名前や「おはようございます」などの「短いことば」ではよくどもりました。あまりどもらなくなったそれぞれの人は、吃音を改善するための訓練ではなく、俳優、アナウンサー、教員としての仕事をまっとうするなかで変わりました。

小倉さんも木の実さんも、「どうしたら治るか」と質問を受けるそうです。私もよく質問を受けますが、大学の講義や講演で相手に伝わるようにていねいに話すことを心がけるなど、仕事、人間関係などで自然に変わったので言語化ができず、説明のしようがないため教えられないのです。構音障害の発音指導とちがって、どもる人の話しことばは、生活や人生をかけて自分がつくるもので、他者が技術的な訓練をして教えられるものではないと、私は思います。

どもる人のことばの言い換え

大人になるとどもらなくなると言われるのは、治ったわけではなく、語彙数が増えることでことばの言い換えが巧みになったり、言いやすいことばを前につけて言ったりするなどのサバイバル術が身につくためです。アメリカ言語病理学では、「ことばの言い換え」を、「吃音の症状」のひとつの「回避」と名づけて、やめるようにアドバイスします。しかし、このアドバイスがどもる人を追い込みます。言い換えに罪悪感をもつからです。

オランダでの世界大会で私が親しくなったイギリスの小説家、デイビッド・ミッチェルさんも、十三歳なら絶対に使わないむずかしいことばに言い換えることに犯罪者のような罪悪感をもっていました。ところが、吃音と闘うことをやめて、言い換えを認めることで、それが、小説家としての力量を育ててくれたと意味づけが変わったことを話してくれました。アメリカの言語病理学者で小児科医のスペンサー・F・ブラウンも、「ことばの言い換えを批判するどもる吃音研究者で、言い換えをしていない人などいない。言い換えを気にしないで気楽に生きよう」と言います（アメリカ言語財団編内須川・大橋・伊藤訳、一九七五）。

吃音を肯定している人が、無意識的、意識的にかかわらずしている言い換えは、その人の工夫や技、サバイバル術です。言い換えができない固有名詞などでは、どもればいいのです。

「吃音症状」の改善に焦点をあてない

欧米の言語聴覚士が吃音の指導に苦手意識をもつのは、「治す・改善」を目標にするからです。アメリカでは、言語聴覚士が公立小学校に出向き、「医療モデル」で「吃音を治す、改善する」を目標に吃音を治療します。しかし、日本では、公立小学校の教育現場にことばの教室がおかれ、教育の専門家の教員が「教育モデル」で指導にあたります。ですから、吃音の改善にこだわらず、吃音と向き合い、子どもと一緒に吃音の学習をし、おしゃべりや遊びなどを通して、子どもの自己肯定感を高める取り組みをします。吃音が改善されずとも、学校の場で楽しく過ごし、将来を展望しての「生きる力」を育てることを考えます。私は、学童期のどもる子どもに対する、日本のことばの教室の実践は、世界に誇れるものだと思います。

精神医療従事者のなかからも「医療モデル」への反省が出ています。「疾病生成論」から「健康生成論」への転換で、中心となるのが、レジリエンス（回復力・逆境を生き抜く力）です（加藤、二〇一二）。レジリエンスを育てるために、弱点や不利な特徴に注目するのではなく、その人や子どものもつ強みをみつけ、生かそうとする。ポジティヴ心理学が注目されています（セリグマン著、宇野監訳、二〇一四）。また、オープンダイアローグや、リカバリー、愛着アプローチなどもそうです。死と向き合う「がん医療」の世界でも「がん哲学外来」が注目され、大きな広がりを見せています。アルコール依存症が専門の精神科医のなだいなださんも、治らないことを教え、生活習慣を変える教育が医者の役割だといっていました。「医療モデル」で解決できるものは多くないのです。

②吃音が、その人に及ぼす影響

吃音の影響の、大きな個人差

どもる人のすべてが悩んでいるわけではなく、多くの人が相談や治療を必要とせず、明るく積極的に生きています。一方、伴侶が気づかない程度の人でも、深く悩んでいる場合もあります。吃音の程度と、吃音からくる影響や悩みが必ずしも比例しないのが、吃音の大きな特徴です。吃音研究者や臨床家、セルフヘルプグループには、吃音に悩み、「治したい」との物語が集まり、メディアでも紹介されますが、どもる人を代表しているわけではありません。吃音とともに豊かに生きている人の物語は、著名人以外はあまり語られません。ほかの病気や障害は、「障害受容」しても生活上の困難さは変わりませんが、吃音はどもることを認め、どもる覚悟さえすれば、できないことはほとんどありません。「どもらないで電話」をすることはできませんが、「どもって電話」をすることはできます。だから、営業の仕事でいい成績をあげたり、教師や医師、看護師、言語聴覚士などの対人援助職、さらには弁護士など話すことの多い仕事に就いている人は少なくないのです。

アドラー心理学では劣等性、劣等感、劣等コンプレックスを区別します。客観的な劣等性があっても、主観的な劣等感をもつとはかぎりません。劣等感をバネにしてがんばる劣等感の補償をする人がいます。劣等感を言い訳にして人生の課題から逃げる、劣等コンプレックスに陥る人もいます。私が五十三年間で出会った七千人以上の人を、整理すると三つに大別できるようです。

①あまり劣等感をもたずに生きている人

吃音が、よくいわれているように人口の一パーセント程度だとすると、日本では百万人ほどのどもる人がいることになります。ことばの教室や病院、セルフヘルプグループに参加する人の数から考えると、治療・相談機関を訪れる人はごく一部だということになります。吃音キャンプや講演会、相談会などで私は、「どもる人に会ったことのある人」とアンケートをとり、さらに「その人は、どんな人ですか」とよく尋ねます。「会社の上司にも同僚にもいる」「得意先によくどもる人がいる」「うちの社長がどもる」「先輩教師や校長がそうだ」「町内会の会長がどもる」などの答えが返ってきます。また、「はじめて言うんですが、私もどもるんです」と言う人にもよく会います。その人たちは、あまり悩まずにきたか、一時的に悩んでも、折り合いをつけて、吃音とともに生きてきたのでしょう。全国巡回吃音相談会でそのような人にたくさん会ったときは驚きましたが、その後も、吃音の世界大会を含めて、多くの人に出会った経験から、七十パーセント以上の人があまり悩まずに、あるいは、悩んだとしても折り合いをつけて、さまざまな仕事に就いて自分なりの幸せな人生を送っているのではないかと、私は想像するようになりました。統計的な根拠はありませんが、五十三年間吃音とかかわり、たくさんの人と出会ってきた私の実感です。吃音に深く悩んでいる人にとっては、深刻で大きな問題なのですが、実際に自分なりに対処している人が多いということは、吃音は、治らなくても対処できるものだということになります。

②劣等感の補償＝劣等感をバネにしてとてもがんばる人

ほかの病気や障害と比べて、劣等性や劣等感をもつことにあえて挑戦し、話す仕事に就く、劣等感の直接的補償をする人が少なくないのが吃音の大きな特徴です。アナウンサーの小倉智昭さん、落語家の三遊亭円歌・東京落語協会元会長、桂文福さん、「ダイハード」シリーズで有名な映画俳優のブルース・ウィリスさんなどは、その世界に入るきっかけが吃音だったといいます。映画や舞台の俳優、世界一のセールスマン、イギリスのチャーチル首相、日本の田中角栄首相、英国王のジョージ六世なども、吃音に悩んだ時期があったものの、自分の仕事、役割に誠実に取り組んで活躍した人たちです。

一方、苦手なことはそのままに、得意の分野に挑戦する間接的補償をする人はとても多いです。ノーベル物理学賞を受賞した江崎玲於奈さんは、「小学校の教室では、思うようにコミュニケーションできない苦痛で引きこもりがちだった。人とあまり話さなくてもいい条件にかなう、サイエンスの研究に適した人間ではないかと早くから思っていた。私のどもりは、ノーベル物理学賞にひょっとするとプラスに働いたかもしれない」と日本経済新聞の「私の履歴書」の欄に書いています（江崎、二〇〇七）。そのほか、ノーベル文学賞の大江健三郎さんなどの小説家、数学者、映画監督、ミュージシャン、スポーツ選手などあらゆる分野でどもる人は活躍しています。映画監督の羽仁進さんは「吃音の背後にある、人間性などの広い世界を発見してほしい」と私たちによく言っていました。吃音に悩んだことが、創作や生きるエネルギーになった人たちです。

③劣等コンプレックスに陥り、人生の課題から逃げる人

私は、劣等性や劣等感を言いわけに人生の課題から逃げる劣等コンプレックスに陥りました。人生の課題とは、仕事、人間関係、愛ですが、学童期・思春期の私は、「どもる僕は何もできない」と音読や発表だけでなく、ほかの勉強もしなくなり、友だちとの人間関係も、クラスの役割からも逃げました。課題から徹底的に逃げた代償は大きく、すべてに実力のない私は、遅ればせながら、学童期・思春期を二十一歳からやり直すことになりました。劣等感は誰にもありますが、あまりにも大きくなると、劣等コンプレックスに陥ります。幼児期・学童期から、吃音の劣等感が大きくならないような「吃音の予防教育」が必要です。すでに陥っている人には、その現実に向き合い、吃音に支配された人生から、自分が人生の主人公になるよう勇気づけます。

どもれないのがどもる人の悩み

二〇一八年四月の大阪吃音教室の開講式で、初参加の人が多かったせいか、二十七人の参加者中七人が、まわりの人が自分の吃音にまったく気づいていないと言いました。どもりを隠す生き方に限界を感じ、吃音を肯定し「どもれるようになりたい」と、大阪吃音教室の内容を調べたうえで参加したと言います。どもりが目立たなくなったことで、よけいに「どもりたくない」思いが強まり、吃音を隠すことが増え、悩みが深まる例はたくさんあります。この本で手記を書いている藤岡千恵さんは、初めて参加したときはまったくどもらなかったのですが、治したい思いが強くて参加しなくなりました。七年間、治す試みに挑戦しても治らず、「どもらないウソの人生」に耐えられなくなり、再び大阪吃音教室に参加しました。すごくどもる現在が、幸せで楽だと言います。

大阪吃音教室に、市役所に勤め、昇進したばかりの五十歳の課長さんが参加しました。大勢の前の司会で「起立、願います」「着席、願います」と号令をかけるのが、課長の役割なのだそうです。人前で話すことを含めて普段の業務は問題なくこなせているので、簡単な号令ではどもりたくないと言います。仕事を辞めようかと思い詰めていました。どもって司会をするか、係長に司会役を代わってもらうかなど複数の提案をしたのですが、「どもらずに号令したい」といって受け入れませんでした。

卒業式が怖くて高学年の担任を避けてきた教師が、六年生を担任し、子どもの呼名ができるか不安で、卒業式が頭から離れません。卒業式を控えた二月、電話相談があり、資料を送ると言うと、内緒にしている妻に、どもることを知られるのは絶対嫌だと言います。私は、「今が吃音と向き合うチャンスだ」と、妻や同僚に話し、子どもにも相談することを勧めました。そして、どうしても言えないときには、教頭に代わってもらうなど複数の提案をしました。子どもや同僚、保護者に事前に話し、卒業式を無事に終えたと、電話で報告してくれたとき、「教育は、自分の弱みも含めて、正直に話すことから始まるのですね」と、彼は泣いていました。

提案を受け入れた二十代の若い教師と、断固受け入れなかった五十歳の課長に、吃音を否定して生きた歴史の長さのちがいを思いました。普段、課長や教師として問題なく話せている彼らに、言語訓練は役に立ちません。現実の社会には、「どもりたくない場」はあっても、「絶対どもってはいけない場」などは一切ないと考え、どもる覚悟をするなど、「生き方の選択」を提案するしかありません。

「吃音を治したい」と願う人たちとばかり接している人には理解しにくいでしょうが、「どもれるようになる」ためにこそ、仲間や専門家の力が必要なのです。

再発する言語訓練ではなく、生き方を学ぶ

吃音はどもらないようにも変化しますが、どもるようにも変化します。小学四年生から吃音親子サマーキャンプに参加していた伊藤由貴さんは、「吃音は私の欠点にはならない」と高校を卒業しましたが、大学二年生のとき突然、かなりひどくどもるようになり、まわりの人を驚かせました。母親は将来を心配し、吃音治療の場を探しましたが、本人は、「吃音と共に生きる」を学んでいたので、大学の発表もカフェでのアルバイトもやめず、話し続けました。元に戻るまでの二年半を耐えて、今は、薬剤師として働いています。「吃音症状」は環境や状況で大きく変化する、不安定なものですが、伊藤由貴さんは、「生き方」として確立していたため、多少の困難があっても崩れませんでした。由貴さんには、次の2章で説明する、回復する力、レジリエンス（六六頁参照）があったのです。

どもりが治らないことの意味

紀元前の政治家デモステネスや宗教者モーゼが有名ですが、あの古い時代から、どの国にも人口の一パーセント程度のどもる人がいて、多くが治っていません。この吃音の事実に向き合うとき、「吃音が治らない意味」を私は考えます。「治らない」ということは、「どもりながら生きていける」よう

に「基本設定」されていると考えてもいいのではないでしょうか。どもっていてもきちんと生きていけるので、医学も科学も必死にはならないし、まわりも「治さなければ」と必死にならないのでしょう。悩んでいるときは深刻でも、私の友人の関節リウマチのような身体的激痛のないどもりは耐えられます。治らないものは、改善ではなく、人間的な成長・成熟を目標にするしかありません。

治らないどもりと向き合い、どう生きるかを考えることは、人生の大切なテーマになるのです。

どもる人の世界大会では、どもる声が響いていた

吃音の世界大会では、日本人よりもかなりどもる人によく会います。二〇一三年六月の第十回オランダ大会の実行委員長の歯科医師の女性は、どもりながら堂々とあいさつしていました。基調講演をした作家、キャサリン・プレストンさんも、一時間の講演で、恥じらいながらもよくどもる声が、私にはチャーミングで、リズムよく心地よく響きました。大会実行委員の全員が「私はどもるけれど、それが何か問題でも?」の缶バッジをつけていました。こんなに居心地のいい大会は初めてでした。

プレストンさんは、アメリカの心理学会誌“*Psychology Today*”に体験を寄稿しています。

「自分のことばをコントロールできず、すべての単語でどもり、ひとつの音節を押し出すのに何秒もかかったが、聴衆のすべての目は私に釘付けになっている。スピーチを終えた後、吃音の驚くほどの強いパワーに気づいた。吃音は人々を遠ざけるものではなく、結びつけるものだ。なめらかに話す人よりもどもりながら話す人のほうに、より熱心に耳を傾けてくれることがよくある。しかし、残念

なことに、どもると言いながら、私のように、よくどもる講演者に出会うことはめったにない。どもる人の世界大会で、普段以上に見事にどもって、拍手喝采をあびた経験は、どもらずに話したいと、瞬間でも思った私に、忘れかけていた一番大切なことを教えてくれた」。

難しい「障害受容」

私は「障害受容」ということばが好きになれません。当事者よりも援助者の視点で「受容すべきだ」と語られることが多いからです。そうできない自分を弱い人間だと責めてしまいます。長く否定してきた病気や障害などは、簡単に「受容」できるものではありません。とくに吃音は、本人にとって「受容」しにくいものです。あまりどもらなくなったり、どもらない場面もあります。自分の名前や会社の名前だけが言えない人は、生活の会話ではほとんどどもりません。そのため、いつか治るという期待を持ち続け、受け入れることが難しくなります。

「吃音を受容できない」と自分を責める人に、「受け入れなくていいじゃないですか。でも、どもっている事実は認めますか」とたずねると、「事実は認めざるを得ない」と言います。どもる事実を認めることを、「ゼロの地点に立つ」と私は言います。「治療法がないなら仕方がない。まあ、どもってもいいか」の世界です。「吃音受容」は、人によっては遠い道のりで、最終的な到達点になるのかもしれません。吃音を受け入れられなくても、「どもる事実を認める」だけで十分です。そこを出発点にして、不安や恐れがあっても、少しずつでも話していこうと心がける生活態度が大事です。どもる状態と同様、気持ちにも波があり、時に落ち込みながら、それでも「どもって生きる」道筋に立ち続けることのお手伝いを、私たちはしたいと思います。

3 社会の中での吃音

どもり、吃音、「吃音症」

私は、悩んでいたとき「どもり」も「いもり」も「やもり」もいやでした。しかし、どもりは誰もが知っていたことばで、書籍のタイトルも、『どもりの話』（神山五郎・内須川洸、東京大学出版会、一九六七年）、『どもりの相談』（内須川洸訳、日本文化科学社、一九六七年）、『子どものどもり』（平井昌夫ほか、日本文化科学社、一九六三年）でした。ところが、かつて部落差別が社会問題となったとき、これまで使っていたことばも、放送禁止用語としてメディアが自己規制し、「どもり」に代わって「吃音」が使われるようになりました。「吃」は、吃音以外で使わない漢字なので、一般の人はあまり知りません。メディアでも教育現場でも「どもり」を使わなくなったために、どもることが「吃音」だということを三十歳まで知らなかった人がいます。

一方、「どもる」は動詞で言い換えができないので、メディアでも広く使われてきました。それが、最近、「どもる」さえも、「つまる」「つっかえる」と表現されるようになり、ますます「どもり」「どもる」が消されてしまいそうです。「どもり」も「どもる」もメディアでも教育の世界でももっと使ってほしいと、私は願っています。「どもり」を死語にしたくないのです。

一方、「吃音症」は厚生労働省が使ったために広まり、「症」がついて病気、治療、支援の対象と意味づけられました。文学や演劇のテーマ、たとえば、「どもりの絵師又平」と又平がしゃべれない分を補ってあまりある人一倍おしゃべりのお徳との夫婦愛を描いた、歌舞伎の演題『傾城反魂香（けいせいはんごんこう）』（近松門左衛門作）に登場する「どもり」を、「吃音症」として病気であるかのような狭い世界に閉じ込められるのは残念です。私たちは、「吃音」も「どもり」も自由に使いたいと思います。

吃音は、ことばが頭に思い浮かばないわけでも、話すのが下手なわけでも、発声・発語器官に障害があるわけでもないので、言語障害というのも変です。話し方に特徴がある、発声・発語マイノリティ（少数派）に過ぎないと私は思います。

対話で生まれる理解

学芸会でセリフのある役から私を外した担任教師の配慮が、私を深く傷つけました。

「弱い存在に対する配慮や支援」を吃音の理解だと考える人も、「配慮や支援」を拒否する人もいます。音読で配慮されることを望む子どももいるし、配慮されたくない子どももいます。どもる子どもは、基本的には「こころは健康」です。環境調整の名の下に、親や教師が子どもと相談せずにまわりに配慮を求めることは、子どもの生きる力を奪います。本人がどう理解されたいのか、相談する必要があります。子どもは、自分が生きやすい環境に変えていく力をもっています。子ども自身がまわりの人と対話をすることで、理解が生まれます。子どもには自分のどもりや自分のことを、自分のことばで説明する権利があるのです。どもりを障害と位置づけ、合理的配慮が広がることを無条件に歓迎するどもる人たちがいますが、私は疑問をもちます。子どもたちが今後話していく相手は、常に理解してくれる他者とはかぎりません。吃音の理解は、目の前の人との粘り強く、ていねいな対話によって得られるものだと思います。

どもる人の就労の実態

一九九二年、愛媛大学の水町俊郎教授が一一三名のどもる人の就労の実態調査をしました。「どもる人の職種といえば、あまりしゃべらなくてもすむ仕事と一般的に思われがちだが、実に多種多様だ。いちばん多かったのは公務員（教員以外）、次いでプログラマーなどの技術者、三番目が教員だった。注目すべきは、一般的に仕事を遂行するうえで、コミュニケーションが重要な役割を果たす職種と考えられる学校の教諭、営業職が上位を占めていることと、総合病院の受付、医師、看護師、接客業など人と直に接する仕事の分野にどもる人が進出していることだ。多くのどもる人があらゆる仕事に就いていて、いろんな問題にぶつかりながらも自分なりに工夫、努力をして、真摯に職務を遂行している。それらの事実を知ると、「このままでは、この子は将来、どんな仕事にも就けないのではないか」と悲観的な思いをしている親が、子どもの将来について無用な取り越し苦労をする必要がなくなると同時に、将来を見越して今何をやっておくべきかが明らかになってくる」（水町・伊藤、二〇〇五)。

この調査研究から三十年近くがたち、状況はいくらかちがってきているでしょうが、少なくとも私たちのまわりでは、事務系の会社員はもちろん、医師や看護師、消防士、教員、言語聴覚士など話すことの多い仕事に就いている人はたくさんいます。

近年、発達障害とは本質的にはまったく異質の吃音が、発達障害者支援法のなかに入りました。吃音の程度はさまざまなので、障害者手帳で就労を選択する人も、今後出てくるでしょう。選択肢が増えるのは喜ばしいことですが、就職活動で苦戦するとつい安易に自分の可能性を閉ざしてしまうことにならないか、私は危惧をもちます。先日もある女子大学生から、面接に四回失敗したからと障害者手帳の取り方の相談がありました。話を聞いていると、ほとんど、どもっていません。就職活動について大阪吃音教室で一緒に考えませんかと提案したのですが、障害者手帳のことで頭がいっぱいだったのでしょうか、断られました。

水町教授が調査した当時は、自分の人生は自分の力で切り開くのだという気概が、どもる人にあったように思います。それが安易な方向に流れてしまわないかと心配です。吃音は現在のどもる状態が固定するわけではなく、自然に変わっていくことが多いものです。今のどもる状態だけでこれからのことを考えるのではなく、できるだけ自分のしたい仕事に就いてほしいと、多くのどもる人の就労に立ち会って、心から思います。

吃音を否定し、どもりたくないと思えば思うほどどもり、吃音を治そうと闘えば闘うほど、自分の人生を生きることができなくなります。吃音に悩んだ多くの人々は、遅かれ早かれ、吃音が治らない、吃音を治せない現実に向き合い、折り合いをつけて生きるようになります。本書で紹介しているスキャットマン・ジョンは、五十二歳でやっと自分の吃音に向き合いました。私と一緒に「吃音を生きる」ことをめざしていろんなプロジェクトをつくって取り組もうと約束していたのに、五十七歳のときがんで亡くなりました。その五年間の人生は幸せで、とても充実したものでしたが、それまでの人生はあまりにももったいないと思います。

吃音に悩む子どものレジリエンスを信じ、「吃音を治す・改善する」ではなく、「子どもの生きる力」を育てていくことが大切だということが、私自身のこれまでの七十年の吃音人生を振り返り、出会ってきた人々の人生を重ね合わせ、吃音について、さまざまな領域から学んで得てきた結論です。

文献

伊藤亜紗『どもる体』医学書院、二〇一八年
アメリカ言語財団（編）内須川洸・大橋佳子・伊藤伸二（訳）『人間とコミュニケーション　吃音者のために』日本放送出版協会、一九七五年
伊藤伸二（編）『吃音者宣言 言友会運動十年』たいまつ社、一九七六年
伊藤伸二『第一回吃音問題研究国際大会を終えて』日本音声言語医学、二八巻二号、一九八七年

伊藤伸二『セルフ・ヘルプ・グループ言友会の27年の軌跡――「吃音を治す」から「吃音とつきあう」へ』日本人間性心理学研究、十一巻一号、一九九三年
伊藤伸二『吃音親子サマーキャンプにみる、グループの力』コミュニケーション障害学、二七巻一号、二〇一〇年
江崎玲於奈『限界への挑戦　私の履歴書』日本経済新聞社、二〇〇七年
小倉智昭「吃音キャスター」『心理学ワールド』日本心理学会編、二〇〇七年
加藤敏『レジリアンス――現代精神医学の新しいパラダイム』金原出版、二〇一二年
バリー・ギター（著）長澤泰子（訳）『吃音の基礎と臨床――統合的アプローチ』学苑社、二〇〇七年
木の実ナナ『下町のショーガール』主婦と生活社、一九八七年
金鶴泳『凍える口』図書出版クレイン、二〇〇四年
マーティン・セリグマン（著）宇野カオリ（監訳）『ポジティブ心理学の挑戦――〝幸福〟から〝持続的幸福〟へ』ディスカヴァー・トゥエンティワン、二〇一四年
片岡仁左衛門「時代の証言者　歌舞伎の華　片岡仁左衛門　せりふ言えずＮＧ二〇連発」読売新聞二〇一六年七月二日
水町俊郎・伊藤伸二『治すことにこだわらない、吃音とのつき合い方』ナカニシヤ出版、二〇〇五年

2章
どもる子どもとのナラティヴ・アプローチ的な対話の実際

髙木浩明　宇都宮市立宝木小学校
渡邉美穂　千葉市立院内小学校
溝上茂樹　鹿児島市立名山小学校
黒田明志　千葉市立花見川第三小学校
国重浩一

困難や問題を抱える人が物語るストーリーが、その人の人生をかたちづくっている。こう考えて、そのストーリーを書き換えるための素材を一緒に探し、新しいストーリーを一緒に書き換えていく。このようなナラティヴ・アプローチは、吃音が問題なのではなく、吃音から受ける影響にこそ問題があるとする私たちの考えにきわめて近いものです。これは、「吃音の症状を改善する」ことを目的に掲げた言語訓練に代わる、吃音の取り組みになると私たちは考えています。

1　ことばの教室における私たちの実践の基本姿勢

二〇一八年三月に文部科学省は「特別支援学校学習指導要領解説　自立活動編」を公開しました。今回の改訂で新たに加えられた内容「障害の特性の理解と生活環境の調整に関すること」の指導例として「吃音について学び、吃音をより客観的に捉えられるようにする」があげられ、さらには「吃音理解に関する本を一緒に読む中で、吃音に対する『分からない故の不安』の軽減を図る」を具体的な指導内容として例示しました。「吃音を生きる子どもに同行する教師・言語聴覚士の会」の私たちは、吃音について子どもたちが学び、知ることを大切にしてきました。「怖かった　どもりの勉強するまでは」と、どもりカルタに書く子どもたちは、どもりを知ることによって変わっていきます。そんな子どもたちの関心は、どもりそのものから、どもる人がどんな生き方をしているのか、自分がどもりとどうつき合えるかに拡がっていきます。

私たちは、『親、教師、言語聴覚士が使える吃音ワークブック』（解放出版社、二〇一〇年）を出版し、それをもとにした実践交流の場として、二〇一二年の夏から、「親、教師、言語聴覚士のための吃音講習会」を開いてきました。そのなかで、私たちが実践してきたことと、これまで学んできた、アサーション、論理療法、認知行動療法、当事者研究、ナラティヴ・アプローチなどを有機的に結びつける新たな考え方に出会いました。実践の基本姿勢として大切にしてきたことと、新しく出会った考え方を少し紹介します。

言語関係図

一九五〇年、アメリカの言語病理学者ウェンデル・ジョンソンは、吃音の問題を、X軸＝話しことばの特徴、Y軸＝聞き手の反応、Z軸＝話し手の反応、で構成される立体でとらえる言語関係図を提案し、その立体の形や大きさが、その人のもつ吃音の問題の質や大きさを表すとしました。そして、各軸を短くすることで吃音の問題が小さくなると考えました。子どもたちと言語関係図に取り組むと、吃音を客観的にとらえられ、吃音は怖いものではなく、対処できるものだと理解できるようになります。ナラティヴ・アプローチの手法のひとつの外在化は、自分の中にある問題を外に出し、名前をつけて、それとの会話を試みます。自分の吃音を、イメージとして外に出し、客観的にとらえる言語関係図はナラティヴ・アプローチの外在化といえます。

吃音氷山説

吃音は、大きな変動性があり、吃音検査で客観的にとらえることは困難です。また、検査結果をその後の支援に活かすことも容易ではないことから、私たちは「吃音症状」の検査より、吃音がその人にどのような影響を与えているかを知ることが重要だと考えています。

一九七〇年、アメリカの言語病理学者、ジョゼフ・G・シーアンは、「吃音症状」は吃音の問題のごく一部で、問題の大きな部分は水面下に沈んでいると、吃音氷山説を提起しました。シーアンのいう氷山の水面下を、私たちは次のように整理しました。

行動　吃音を否定し、吃音を隠し、話すことから逃げ、消極的になっていく行動

思考　どもりは悪い、劣った、恥ずかしいものなどの考え

感情　不安、みっともない、恥ずかしい、恐ろしい、情けないなどの感情

私たちは、子どもが自分の吃音に向き合い、自分の課題を知り、今後取り組む具体的な方向を見出すために、吃音氷山説に対応した、「対人関係・人間関係のチェックリスト」「吃音に対する気持ちや考えのチェックリスト」「行動のチェックリスト」を活用しています（章末の資料参照）。

当事者研究

北海道・浦河にある「べてるの家」の統合失調症の人たちは、薬や病院で管理された状況から、薬を最小限にとどめ、社会生活に出ていくことで起こる摩擦や困難を、「苦労を取り戻す」ととらえ、その困難を自分で助けるために当事者研究を進めます。

小学校低学年のときは、担任やクラスの仲間などまわりの理解で、問題なく過ごせた子が、高学年、中学校、高校とライフステージが変わることで、吃音の状態も悩みも困難な状況も変わります。そんな状況に対して自分の課題に取り組む「当事者研究」を体験しておけば、その後の生活でも対処できるようになります。子どもたちに「当事者研究」というと、「研究するの？」と目を輝かせ、自

分の困っていること、困難に思っていることを研究し始めます。子どもの頃、失敗する前、傷つく前に、まわりの人間が手をさしのべ過ぎると、困難な場面に直面したとき、サバイバルしていく、生きる力が育つことが困難になると指摘されています。

ナラティヴ・アプローチ

「その人が問題ではなく、問題が問題だ」とするナラティヴ・アプローチは、吃音が問題ではなく、吃音のマイナスの影響こそが問題だという、氷山説の考え方そのものです。吃音が問題だとすると、言語訓練で「吃音症状」の軽減をめざすしかありませんが、吃音によるマイナスの影響が問題だとすると、自分自身がとった行動や思考、感情は変えることができ、その取り組みに参考になる理論や技法はたくさんあります。そのひとつが、ナラティヴ・アプローチです。

ナラティヴ・アプローチの基本的な技法「外在化」は、言語関係図に取り組み、べてるの家の当事者研究を学んできた私たちにとってなじみのあるものでした。自分と吃音を切り離し、自分の内部ではなく、外にあるものとして、吃音に「どもり君」などと名前をつけ、「どもり君」がどもらせたり、話すことから逃げさせたり、自分を消極的にさせたりするなどと考えます。どもりとのつきあい方をまず考え、さらに「どもり君」の影響をあまり受けていない経験を見つけるため対話を繰り返し、「どもるから〜できない」ではなく、「どもりながらも〜できる」のオルタナティヴ・ストーリー（吃音に支配されていない物語）に書き換えていきます。

私たちのことばの教室では、言語関係図、どもりカルタ、絵本、吃音キャラクターなどでどもりを外在化しながら、自分の吃音や吃音から受ける影響について、子どもたちとの対話を続けています。はじめは、どもりは敵で、悪者だったのが、対話を重ねるうちに、しだいにこわくなくなり、自分を助けてくれる友だちのようだという物語に変わっていきます。吃音に対する否定的なナラティヴが、吃音とつきあえるというナラティヴに変わっていくのです。

レジリエンス

アメリカの心理学者、ウェルナーは、貧困、暴力など劣悪な環境で育った人を、長年にわたって調査研究しました。そのような環境に育って大人になると、貧困や犯罪などたいへんな生活を送るだろうという予想に反して、三分の一の人が、能力のある信頼できる成人になっていたと報告しました。この人たちを「心的外傷となる可能性のあった苦難から、新しい力で生き残る能力、回復力がある」として、「レジリエンス」があるといいました。レジリエンス研究のなかで、その構成要素としてあげているものを、吃音に関連づけて紹介します。

洞察　吃音の問題の影響について考え、学び、理解する。

独立性　吃音に支配されず、自分が人生の主人公になる。

関係性　親密で満足のできる人間関係。人と結びつき、人を大切にする、人間への信頼。

イニシアティヴ　問題に立ち向かい、自分を主張し、自分が生きやすい環境に変える。

創造性　日記や絵画、音楽など自分を表現するプロセスが、新しいものを創造する。
ユーモア　自分の欠点や弱点を他人事のように笑い飛ばし、自分の嫌な気分を解放する。
モラル　充実したよりよい人生を送りたいという希望をもつ。

オープンダイアローグ
フィンランドで始まった精神医療に対する新しいアプローチ、オープンダイアローグを、提唱者のセイックラ教授は、技法ではなく、考え方・哲学であるといいます。急性期の精神疾患に、二十四時間以内に専門家チームをつくり、開かれた対話を続けることで、統合失調症などの患者が、入院もせず、薬にもあまり頼らずに回復し、地域で生活をします。これは、私たちが学んだ、浦河べてるの家の当事者研究に通じるものです。この成果もさることながら、私たちが勇気づけられたのはそこに示された専門家の姿勢であり、それは、私たちが大切にしてきたことでした。
対等性　すべての参加者の発言は対等に尊重される。本人抜きでは何もしない。
応答性　どんな発言にも速やかに応答し、対話を進める。
不確実性への耐性　診断はせず、あいまいな状況に耐えて恐怖や不安を支える。
ネガティヴ・ケイパビリティ（negative capability）
「どうにも答えの出ない、対処しようのない事態に耐える能力。性急に証明や理由を求めず、不確実さや不思議さ、懐疑の中にいることができる能力」という、イギリスの詩人キーツが兄弟宛ての手紙の中で書いていたネガティヴ・ケイパビリティについて、ギャンブル依存症に取り組む精神科医師の帚木蓬生さんは次のように紹介しています。

私たちが、いつも念頭に置いて、必死で求めているのは、言うなればポジティブ・ケイパビリティ(positive capability)です。しかしこの能力では、えてして表層の「問題」のみをとらえて、深層にある本当の問題は浮上せず、取り逃してしまいます。いえ、その問題の解決法や処理法がないような状況に立ち至ると、逃げ出すしかありません。それどころか、そうした状況には、はじめから近づかないでしょう。

なるほど私たちにとって、わけの分からないことや、手の下しようがない状況は、不快です。早々に解答を捻り出すか、幕をおろしたくなります。

しかし私たちの人生や社会は、どうにも変えられない、とりつくすべもない事柄に満ち満ちています。むしろそのほうが、分かりやすかったり処理しやすい事象よりも多いのではないでしょうか。

だからこそ、ネガティブ・ケイパビリティが重要になってくるのです。私自身、この能力を知って以来、生きるすべも、精神科医という職業生活も、作家としての創作行為も、随分楽になりました。いわば、ふんばる力がついたのです。それほどこの能力は底力を持っています(帚木、二〇一七、十頁)。

これは、ナラティヴ・アプローチ、当事者研究、レジリエンス、オープンダイアローグに通底し、原因がわからず、確実な治療法がない吃音の取り組みにあてはまります。私たちは、これまでまったくなされていなかった、吃音から受けた影響へのアプローチに、子どもと一緒に、不確実性に耐えながら旅する対等な立場の同行者です。また、どもる子どもたちも、いつどもるかわからない状態で、学校生活を送っています。そのなかで耐えて学校へ行っていることも、ひとつの能力だと認めることは、子どもの生きる力になります。

どもる人の体験に学ぶ

私たちは、ことばの教室だけでなく、吃音親子サマーキャンプなどでたくさんのどもる子どもやどもる大人に出会いました。そのなかで、「どもる子は、こうだ」という安易な思い込みがあることに気づきました。私たち教師や言語聴覚士は、吃音の知識はもっていますが、吃音をどう思い、どう考え、学校生活でどんな苦戦をしているのか、将来へのどんな思いや展望をもっているのかを知っているのは、子ども本人です。目の前の子どもに対話を通して聞くしかありません。

そのとき、大切にしたいのが、ナラティヴ・アプローチの「無知の姿勢」、「対等性」、「好奇心をもって子どもと向き合う」です。そして、どのような吃音の知識が子どもに役立つのかを整理し見極めるために、子どもと一緒に吃音を勉強し、将来への明るい展望をどもる子どもや保護者がつかむために子どもと対話を続けます。

また、私たちがつきあってきた子どもたちは、大学生や社会人となり、さらには結婚して子育てするなど、成長しています。彼らから話を聞くと、どもる状態はいろいろな状況で変化していったけれども、ことばの教室で一緒に学んだ吃音についての考え、思想、哲学が、自分の支えになったといいます。ことばの教室で私たちと一緒に吃音について学んできた子どもたちが、今、学童期・思春期を生きる子どもたちに、何を学ぶ必要があるかを教えてくれます。

子どもが変わる、成長する契機は、さまざまです。私たちは、言語指導・訓練に代わる、子どもの幸せや将来の展望に役立つかかわりがないだろうかと、試行錯誤しながら、さまざまな取り組みを続けてきました。ことばの教室でのちょっとしたやりとりのなかで、「あっそうか、そういうことだったのか」と、私たちにはわからないような納得の仕方で、子どもたちが変わっていく場面に、何度となく出会ってきました。

ことばの教室が、どもるために学校生活のなかで苦戦している子どもたちにとって、楽しく過ごせる場、ほっとできる場、どもっても平気でしゃべれる場、自分の考えや気持ちを話し、それをしっかり聞いてもらえる場、クラスや家庭でのストレスを和らげる場である、安全基地であることは、最も基本となる一番に大切なことです。そのうえで、私たちは、子どもと一緒に吃音について勉強し、子どもが吃音に向き合い、自分や吃音のことを、自分のことばで語る対話する力が育つことに取り組んできました。

2　「どもる子どもとの対話」の実際

初めて子どもと出会うとき

初回面接場面では、子どもや保護者だけでなく、教師や言語聴覚士も、これからどんな話になるのか、何を伝えられるのか不安に感じて、緊張します。それは真剣に子どもの思いを受けとめ、時にはその子や親がショックを感じるかもしれないことを、覚悟をもって語ろうとしているのだから、当然のことです。ただ、私たちの仲間の教師や言語聴覚士は、それ以上に子どもと出会い、その子のどんなナラティヴがこれから語られるかに、ワクワクしています。以下に、そのような実際の面接や学習場面を紹介していきます。なお、2章に登場する子どもの名前はすべて仮名です。

【初回面接1】ゆきさん（小学三年生）との対話――ことばの教室への通級が始まるとき

高木　こんにちは、ことばの教室で一緒に勉強する高木です。よろしくお願いしますね。

ゆき　大塚ゆきです。新山小学校の三年生です。ふー。

高木　ゆきさん、ドキドキしてる？　実は私も初めて会ったのでかなり緊張してます。だけど、それと同じくらい、これからゆきさんの話が聞けることに、ワクワクしてます。それは、私がゆきさんからいろいろ教えてほしいことがあるからなんだけど、まずはゆきさんのことを話してもらったり、私のことを話せたりしたらいいなと思うんだけど、どうかな？

ゆき　いいです。大丈夫です。

高木　ゆきさんは、どんなことをしようと思って、ことばの教室に来たの？

ゆき　上手に話せるように。変な話し方になっちゃうから。

高木　変な話し方って？

ゆき　ことばがつっかえたり、言えなくなったりする。先生や友だちとかに言われたわけじゃないけど、みんなとちがうから、ずっと気になってた。お母さんは「気にしなくていいよ」って言うけど、みんなみたいにならなくちゃダメかなって、やっぱり思うし。

高木　そうかあ。みんなとちがうことが気になるんだね。ゆきさんは、さっき自分の話し方を「つっかえる」と言ったけど、そういう話し方を「どもり」とか「吃音」とか言うのは知ってた？

ゆき　ううん、初めて聞いた。

高木　ちゃんと名前があるんだね。それに、どもる人はずっとずっと昔から、日本はもちろん世界中、イギリスとか、オーストラリアとか、アフリカとかにもいるんだよ。

ゆき　昔から？　アフリカとかにも？　なんか、すごーい。

高木　それでね、日本だけでなく世界中で、もう百年以上、どもりのことを研究しているけれど、どうしてどもるのかという原因も治し方もまだわかってないんです。

ゆき　え〜っ、そうなの。
高木　だから、正直に話すけど、私にはゆきさんのどもりを治すことはできないんです。
ゆき　……。
高木　だけど、ゆきさんが、どもっていても、元気に生きていくにはどうしたらいいのかを一緒に考える、一緒にできることはたくさんあると思ってます。
ゆき　うーん、よくわかんない。困ることとかあるかもしれないし。
高木　私はことばの教室の先生になって、本を読んでどもりのことを勉強したり、どもる子どもや大人にたくさん会って話を聞いたりしました。それから、どもる子どもや大人が経験したこと、考えたことをちょっとずつ知りました。それでわかったのは、どもることで困ったり苦労することはあっても、自分で工夫して、サバイバルし、明るく元気に学校に行っているということです。
ゆき　そうなの？　じゃあ、大人のどもる人はどうしているの？
高木　会社員が多いけれど、学校の先生やお医者さん、お店やさんとか、消防士とか、話すことの多い仕事もしています。だからゆきさんも、きっとそうなれると思うんだ。そのためにここで一緒に勉強できることが、たくさんあると思ってます。ここまで聞いてどう？　難しかった？
ゆき　うーん、何となくわかる気もするけど。あ、そうだ、何で私はどもるようになったの？
高木　どうしてか、わかっていないんだ。ただ一つ言えるのは、ゆきさんが悪いからとか、お母さんのせいとかではないってことです。五年生の男の子は「神様が選んだ」って言ってたよ。

ゆき　え～、神様が選んだ⁉　どういうことだろう。

髙木　どもる人はだいたい百人に一人いる。だから特別なんだって、その子は言ったんだ。

ゆき　ふーん。そんなふうに言われると、何だかちょっとうれしい気持ちになるかな。

【初回面接2】なおとさん（小学二年生）との対話――通級がまだ決まっていない状況での相談

渡邉　こんにちは。今日は、誰と来たの？

なおと　お母さんと。

渡邉　ここは、ことばの教室なんだけど、何の相談に来たのか、お母さんから聞いてる？

なおと　聞いてない。でも、たぶんことばのこと。ことばを勉強するために来たと思う。

渡邉　そうか。どんなことを勉強したいの？

なおと　ちゃんと話せるように。でも、よくわかんない。

渡邉　そうか。じゃあ、ことばの教室のことを紹介するね。ことばの教室は、みんなが先生と一緒に、ことばの学習をするところです。発音やことばの使い方や吃音の学習をしています。このなかの「吃音」って知ってる？　「どもり」ともいうんだけど。

なおと　知らない。

渡邉　（「吃音」と書いた画用紙を出して）吃音っていう漢字はこんなに難しい字なんだよ。「吃」

というのは、「食べる」とか「進まない」っていう意味があるみたいだよ。

なおと　へー。

渡邉　次にこれをみてね。吃音の話し方には、三つのタイプがあるよ。「あ・あ・あのね」とことばを繰り返すタイプ。それから「あーのね」とことばを伸ばすタイプ。「……あのね」となかなかことばが出てこないタイプもあるけど、あなたは、どの話し方のタイプかな？

なおと　あー、このタイプある。（画用紙を指さす）繰り返すの。それから、出ないのも。

渡邉　そうなんだね。どんなときに、どもるの？

なおと　クラスで、自己紹介があったときに声が出なくなって、すごーく困ったことがあった。好きな食べ物とか言うときは、大丈夫だったんだけど。

渡邉　名前が言いにくくて、どもったんだね。ことばの教室に通っている子のなかにも、自己紹介が苦手な子や、「おはよう」の「お」が言いにくい子がいるよ。

なおと　え？　ほかにもいるの？　そうなんだ。ぼくは、緊張するから発表、嫌いなんだ。

渡邉　発表が嫌いなのね。ことばの教室では、私と一対一で学習したり、どもる子どもたちのグループで学習しながら、どもることの相談や、困ったときどんな工夫をしているか、話し合ったりするんだ。発表や音読が嫌いな子が、どんな作戦でクリアしようか話し合ったこともあるよ。

なおと　へー。そうなんだ。

渡邉　それに、クラスの子に自分の吃音を理解してもらおうと、パンフレットを作って発表した子もいるよ。その子は、発表があまり好きじゃないけれど、がんばって伝えたよ。

なおと それでどうなったの？

渡邉 発表のあと、クラスの子が感想を書いてくれたら、「教えてくれてありがとう」とか「味方になるよ」とか応援メッセージが多かったんだ。「やってよかった」とその子は言っていたよ。

なおと そうなんだ。

渡邉 吃音のことをもっと知りたくない？ 一緒に勉強してみない？

なおと うん。でも、難しそうかな。

渡邉 そんな難しくないから、やってみよう。それに、ほかのどもる子とも会ってみたくない？

なおと 会ってみたい。

渡邉 今度、グループ学習にもおいでよ。お家で相談して決めていいからね。

吃音チェックリスト・吃音の氷山

子どもとの出会いからほどなく、吃音から受ける影響を子どもと対話しながら考えるのが、「吃音チェックリスト」の取り組みです（2章末参照）。吃音から受ける影響は、無意識ではなく、自分が決めて、自分がしている行動なので、自分自身でチェックし、変えていけます。また、チェックリストは、その子の実態を知るだけではなく、項目一つひとつが子どもと対話する糸口になります。子どもが吃音をどう考えているか、日常生活でどんな影響を受けているかが明らかになり、どもる状態は変えられなくても、自分の行動は変えられるという洞察ができるようになります。

このチェックリストでチェックを入れた項目は、吃音氷山説の水面下の問題にあたります。「チェックリスト」で考えることと、「吃音の氷山」について考えることの二つの課題に取り組むなかで、子どもたち自身が、自分が吃音にどれくらい影響されているかを知り、自分の本当の課題、これから取り組んでいくテーマを見出していきます。

【学習場面1】けんたさん（小学二年生）との対話――チェックリストに取り組み始める

溝上　今日は、吃音チェックリストの勉強をしようと思うんだけど。

けんた　え、テストするの？　難しそう。調べるのって、好きじゃないし。

溝上　テストじゃないから安心して。今までけんたさんは、音読の宿題がたいへんだったとか、クラスにはまねする子がいないからほっとしたとか、いろいろ教えてくれたよね。だから、ちょっとずつけんたさんのことがわかってきたんだ。

けんた　先生のことも知っているよ。先生も子どものときからどもることを話してくれたから。

溝上　そうだよね。一緒にお話するといろいろわかるよね。だから、もっと、けんたさんが考えたり、思ったりしていることが知りたいんだ。「休みの日、家で何していますか？」とか「テレビは何時間見ますか？」とか、学校でアンケートするでしょう。それに似てると思うんだけど。

けんた　あっ、それならやったことある。そういうのなら、やってもいいかな。

溝上　よかった。それじゃあ、やってみるね。まずは、「行動のチェックリスト」。これから私が読んだ質問について、できるだけそれをしないようにしていたら「◎」、時々しないようにしているときは「○」、いつもやっているときは「△」で答えてください。では、最初の質問。「家の人に頼まれた連絡を先生に伝えること」、これはどうかな？　あんまりやらないのかな？

けんた　お母さんとか、何かあったら連絡帳に書くから、先生には言わないよ。

溝上　そうか。それを、「先生にちゃんと見せて」とか頼まれたりしない？

けんた　あ、この前、「朝、学校に行ったらすぐに先生に見せて」って言われたから、先生のところに行って「お母さんが連絡帳に書いたから見てください」って、お願いした。

溝上　それも頼まれたことになるね。だとしたら、この項目はどうなる？

けんた　いつもしてるわけじゃないけど、頼まれたときにできたから「△」かな。

溝上　ちゃんと言えたんだから「△」でいいと思うよ。ところで、先生と話すとき、どもることが、けんたさんを邪魔したり、何かさせないようにしたりすることがあるの？

けんた　うーん、とくに何もないかな。僕の学校の先生は、僕がどもることをちゃんと知ってるから、全然気にならないし、校長先生だって平気だよ。

溝上　すごーい、校長先生もＯＫなんだ。

【学習場面2】ひろきさん（小学四年生）との対話——吃音の氷山の学習

渡邉　ひろきさんは氷山って知ってる？
ひろき　海に浮かんでいる山みたいになってるのでしょ。
渡邉　そう、こんな感じだよね。（氷山の上の部分だけを描いた紙を見せながら）この氷山がどもりを表すとしたら、どうなるか考えてみたいんだけど、やってみる？
ひろき　うーん、できるかな？
渡邉　大丈夫だよ。一緒にやってみよう。今、ここに描いてある氷山は海の上に出ていて、まわりの人から見える部分なんだけど、あなたのどもりのことだとしたら、どうなりそう？
ひろき　ことばのこと？　ぼくの場合はことばを繰り返したり、ことばが出なくなったりする。今はないけど、前は、手を振ったりもしてた。
渡邉　そうだね、そういうところが、まわりの人から見えているあなたのどもりになるよね。ところで、この氷山って海の上にポンと浮かんでいるんだっけ。
ひろき　そうじゃないよ。下にごつごつしたのが、くっついているんだよ。
渡邉　それ、絵に描くとどんな感じ？
ひろき　こういうふうになって……。
渡邉　その下のほうに、どもりのことで隠れていることって、あると思う？　みんなには見えていないけど、ひろきさんが感じていることとか。
ひろき　どもるとはずかしいとか？

渡邉　そう、そんな感じで。
ひろき　どもると変だなあと思われていないか、けっこう心配だったんだ。それでどもらないように、気をつけようとしたりしてた。
渡邉　気をつけるとどもらなくなるの？
ひろき　できない、できない。だから、そうできないことも合わせて、どもるのがいやだった。
渡邉　それって、いつ頃？
ひろき　三年生の頃。それで、お母さんとどもるのを治そうとしたけれど、上手くいかなくて、その後、ことばの教室に行くことになった。
渡邉　前に教えてくれた、音読の宿題で苦戦していた頃のことだね。
ひろき　そう。読もうとしても、ことばが出なくて苦しかった。
渡邉　その時、担任の先生は「音読しなくてもいいよ」と言ったんだけど、ひろきさんは「そうしたくない」って、なったんだったね。何が、ひろきさんをそうさせたと思う？
ひろき　あのときは、みんなみたいにスラスラ読めないとダメだとすごく思っていて、それができない自分も嫌だし、そこから逃げちゃうのもダメだと思っていたんだ。だからよけいたいへんだった。今なら、別に声を出さなくても、読めればいいやって思えるけどね。
渡邉　そうかあ。そうするとこの氷山の下のほうの大きさって、いろいろ変わるの？
ひろき　変わるよ。昔はこのぐらいまで来ていたけれど、今はもっと小さくなっているもん。

言語関係図

ウェンデル・ジョンソンは平面図で言語関係図を考えました。低・中学年の子どもたちは、平面から立体を想像することがまだ難しいので、二センチ角の積み木を実際に組み立て、一番問題が大きいとき、X軸（自分のどもる程度）、Y軸（まわりの反応）、Z軸（自分のどもりを気にする程度）が五個になるとしたら、今の状態はどうなるか考えていきます。「吃音症状」だけがどもりの問題だと思っていた子どもたちは、聞き手の反応や自分の受け取り方で、どもりの問題の大きさがどんどん変わり、形が変化することに驚いた様子を示します（写真参照）。

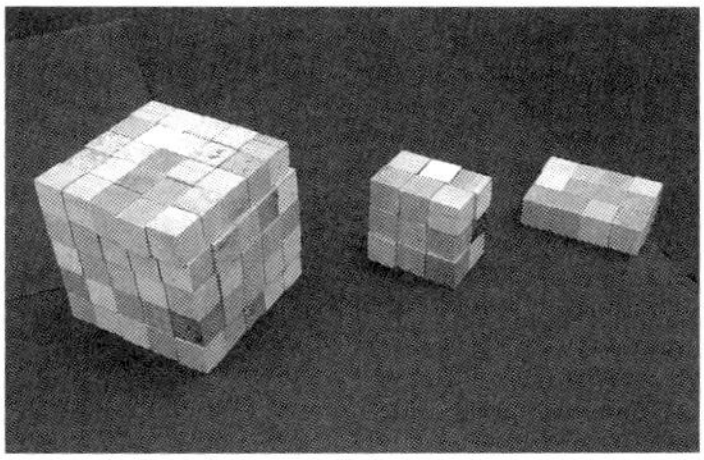

ウェンデル・ジョンソンの言語関係図を立体的に考えるための積み木。左がX・Y・Z軸が最大の状態。

また自分の中にあると思っていたどもりを、外に出し、眺めたり、さわったりするうちに、どもりの問題に自分が取り組めそうだと考え始めます。Y軸に関しては、自分の環境を自分の力で変えようと資料をつくってクラスの子に配り、味方を増やす作戦を考えた子がいました。Z軸は、自分自身が吃音をどう感じ、受け止めているか、悩んでいるかで、グループ学習や担当者との対話、どもる大人の体験を知ることで、考え方や受け止め方を、自分でやわらかくすることができます。

【学習場面3】けいたさん（小学三年生）との対話――言語関係図をつくる

黒田　今日は、けいたさんが自分のどもりをどう考えているのか、どこに悩みのポイントがあるのかを知るために、「言語関係図」をつくってみるよ。

けいた　え～、めんどうくさそう。できるかなあ。

黒田　大丈夫、一緒に考えていくから安心してね。これが言語関係図だよ。

けいた　（五×五×五の積み木を見て）でかいし、重い！　真四角の箱のかたちをしているね。

黒田　この箱の大きさが、どもりの問題の大きさを表しているんだ。この形が大きければ大きいほど、どもりの問題は大きいということになるんだ。

けいた　う～ん、何かピンとこないなあ。

黒田　（指でX軸を指して）ここの大きさが、あなたが自分のどもる程度を自分でどう考えているか、「どのくらいどもるか」で、けいたさんが一番どもっていたのは、幼稚園のときだっけ？

けいた　うん、「ひっくひっく」となっていた。

黒田　それが「五」だとしたら、今、いくつくらいだろう。「一」は「まったく、またはほとんどどもっていない」ってことだよ。

けいた　そうだな。一、二年生のときはどもらなくて平気だったけれど、最近はちょっとどもるようになってきたんだ。だから、「三」くらいかな。

黒田　じゃあ、「三」にするね（積み木を横に三個並べる）。次は、（Y軸を指す）ここのまわりの人の反応、クラスの子やサッカーで一緒の友だちは、けいたさんのどもりをどう感じているのかな？

けいた　クラスの子はどもることを知ってるけど、サッカーの子は知らないよ。

黒田　じゃあ、もしその子たちがどもることを知ったら、どうだろう。気にすると思う？

けいた　びっくりするかもしれないけど、そんなに気にしないんじゃないかな。やっぱりわからない、気にする人もいるかもしれない。難しいなあ。

黒田　大体の感じでいいよ。「五」はみんながけいたさんのどもりを気にする。「一」はほとんど気にしないとしたら、どんな感じかな？

けいた　何人かは気にすると思うから、「二」かな。

黒田　最後はここ（Z軸を指す）。けいたさんが、自分のどもりのことをどう思っているかだよ。どもることや、まわりの人の反応を、自分がどれくらい気にしているかだね。

けいた　今はそんなに悩んでないけど、これからどうなるかは心配。だから「三」かな。

黒田　よし、これで完成だ！（テープで留めて）この箱、けいたさんを、どんな感じにさせる？

けいた　もっと小さくなるかと思ったのに、けっこう大きくて、あんまりうれしくない。

黒田　そっかあ。でも箱が大きいからダメではないんだ。大きくなるのは、それだけしっかりと自分のことを考えている証拠だし、それをきちんと説明できたから、このかたちになったんだと思うよ。だから、この次は、どんな工夫をしたら箱を小さくできるか、一緒に考えよう。

【学習場面4】すすむさん（小学四年生）との対話——言語関係図を使って考える

高木　二回目の言語関係図だけど、今つくったの（三×二×二）を見て、どんなことを思った？

すすむ　どもり方はそれほど変わらないけれど、前よりもどもりを気にしたり悩んだりしなくなったから、それだけどもりの問題が小さくなった感じかな。

高木　そうだね、二年生の頃につくったもの（三×四×四）よりずいぶん小さくなったね。でも、もうすぐクラス替えになるでしょう。そのことで、心配になったりしないの？

すすむ　クラス替えはちょっと嫌だし、友だちが変わるから、もしかしたらここ（Y軸）が増えるかもしれないけれど、こっち（Z軸）が前につくったときより小さいから、多分、大丈夫。

高木　ちょっと増えるところがあるけど、そうじゃないところがあるから大丈夫なんだ。確かに、前につくったすごく悩んだり困ったりしていた頃と比べると、小さくなってるね。これから、どうなのかな？　このまま小さくなっていくかな？

すすむ　うーん。五年生になるときは変わらないと思うけど、中学生になるときはたいへんかもしれない。ちがう小学校の子が一緒になるから、どもりのことを知らない人が結構増えそう。

高木　そうなるとたいへんなの？

すすむ　どうかな。みんなに自分の吃音のことを言って、わかってもらえば、ここ（Y軸）もだんだん大丈夫になるんじゃないかな。

高木　まわりの人に、どもりのことをどんなふうに伝えるか、もう考えてるの？

すすむ　考えてはいるけれど、なんて言うかはまだよくわからない。だけど、中学生になるまでには、きっと考えられるから大丈夫。先生も一緒に考えてくれるでしょ？

髙木　そうだね。ことばの教室のみんなにも相談できるしね。

すすむ　「みんながいるから大丈夫」だね。

どもりカルタ

どもる人が毎週開いている大阪吃音教室では、ことばや吃音をテーマに体験を書く「ことば文学賞」や「吃音川柳」、「どもりカルタ」に取り組んでいます。『どもる君へ　いま伝えたいこと』(解放出版社、二〇〇八年)で、このどもりカルタが紹介されたことから、あちこちのことばの教室でカルタの実践が始まりました。その取り組みのなかで集まった二千枚ほどのカルタの読み札から、四十四枚の読み札を選定し、どもる子どものお母さんが絵札を描いたものが『学習・どもりカルタ』(日本吃音臨床研究会・発行)です。このカルタは各地の吃音親子キャンプや多くのことばの教室で使われています。

『学習・どもりカルタ』の絵札を見ながら、一枚一枚、読み札を読み、ときどき、作者はどんな気持ちでこの読み札をつくったのか問いかけます。それらすべての札には、それを書いた人の生き方や気持ち、考えや願いが込められています。子どもたちは、それを読み、こんな思いをしているのは自分だけではなかったと、共感できる仲間の存在にほっとし、元気になり、新しい発見もします。ま

た、子どもが気になる読み札には、その子の生き方、気持ち、考え、願いが込められており、それら

をていねいに聞いていくことが、子どもと吃音について対話する糸口にもなります。

【学習場面5】まゆみさん（小学二年生）との対話――『学習・どもりカルタ』にふれる

溝上　これが『学習・どもりカルタ』なんだけど、このなかでいいなとか、おもしろそうだなとか、気に入った絵札があったら教えて。

まゆみ　（広げた絵札を見てさがす）これかな。

溝上　どれ？　あーこれね。どうしてこれを選んだの？

まゆみ　絵がかわいいし、女の子が笑っているから。

溝上　このカルタの読み札は「のびのびと　どもれる私に　なりたいな」だって。どう？

まゆみ　へー、そうなんだ。いい感じ。どもっても気にしないってことかな？

溝上　そうかもね。じゃあ、こっちの読み札のなかで気に入ったものはあるかな？

まゆみ　あーこれ！　わかる。「サバイバル　はい元気ですの　はいをとる」。

溝上　どうしてそれを選んだの？　同じようなことがあったの？

まゆみ　これって「はい」が言いにくいってことでしょ。私の場合は、「あ」が言えなくて、「あ」をとったら「りがとう」だけど、それでちゃんと伝わったんだよ。「あ」がなくても「ありがとう」って聞こえるみたい。

溝上　おもしろいね。どうやってその方法を思いついたの？
まゆみ　うーん、なんとなく……思いついた。
溝上　すごいね。まゆみさんが思いついたことが、カルタと同じだったんだね。
まゆみ　うん。みんな同じことを考えるんだね。みんな仲間なんだね。それと、この「世界中どこかで　誰かが　どもってる」もおもしろい。世界中に仲間がいるなんてすごいよね。

『学習・どもりカルタ』を味わったことをきっかけに、自分のどもりのことを話し始めた子どもに、次は自分のオリジナルカルタをつくってみようと声をかけます。すると、「つくりたい」と飛びつく子も、ちょっと尻込みする子も出てきますが、無理強いせず、じっくりどもりのことを話し、今の気持ちにふさわしいことばを一緒に探していきます。

【学習場面6】ひびきさん（小学四年生）との対話――自分らしさを見つける

渡邊　この前「ロボットみたいな話し方、僕は絶対使わない」のカルタをつくってくれたけど、このロボットみたいな話し方って、誰かに教えてもらったの？
ひびき　どもるのが嫌だって、お母さんに言ったら、「ゆっくり、そっと」言ってみたらって言われて、それで、音読するとき、普通に読むのと、「ゆっくり、そっと」読むのを録音した。
渡邊　すごーい。そんなことしたんだ。それで、どうだった？

ひびき　あとで聞いてみたら、普通の音読は、いつものようにいっぱいどもっていた。「ゆっくり、そっと」では、あまりどもらなかった。

渡邉　ということは、ゆっくりそっと言う方法は、効果があったんだね？

ひびき　うん。でも、同じペースで、ゆっくり言うのは、じれったいし、すごく変だった。

渡邉　ゆっくりのじれったさ、か。それがロボットみたいな話し方ってこと？

ひびき　そう。こんなロボットみたいな話し方より、どもっても、言いたいことをそのまま話すほうが、僕らしくていいと思った。

渡邉　不思議だね。ひびきさん的には、どもっても自分らしい話し方のほうがいいっていうことなんだ。ゆっくり、そっと言うのは、自分の話し方じゃない、自分のことばではない感じなの？

ひびき　そう思った。どもるほうがいいってなるなんて、自分でもびっくりしたけど。

つくったカルタを使って、ことばの教室で子どもと話し合ったり、グループ学習のなかで、お互いのカルタを見せ合ったりします。カルタづくりを通して、子どもたちは自分のどもりに関する問題を外在化し、それをことばによって直接的に表現していきます。さらに、ことばをちょっと言い換えたり、同じテーマをちがうことばで表現するカルタに出会うなかで、新たな気づきが生まれます。そうした過程で、ときにはまったくそれまで思いもよらなかった新たな物語（オルタナティヴ・ストーリー）を発見し、さらにそこから、新たな一歩を歩み出すこともあります。

【学習場面7】たくやさん（小学五年生）との対話——カルタをつくりなおす

高木　「くやしいなあ　みんながぼくのこと　ばかにする」のカルタに出てくる「みんな」ってクラスみんなのこと？
たくや　うん、そうだよ。いつもみんながするんだよ。
高木　それって何人くらいになるの？
たくや　う～ん、何人かというと……五人はいたよ。
高木　その子たちが言い始めると、クラスのみんなも一緒になって言い始めるってこと？
たくや　そうじゃないけど、五人はクラスでいつもいばっている子たちなんだよ。だから、ほかの子たちは黙っていたり、ちがうほうを向いたりしている。
高木　じゃあ、クラスのみんなが一緒になって、ばかにしているわけじゃないんだ。
たくや　うん、心配してる子もちょっとはいるかもしれない。
高木　さっき五人の子がばかにするって言っていたけど、五人全員が言うの？
たくや　一番言うのは、はるとさんかなあ。う～ん。それ以外の子は、あまり言ってなかった。
高木　そっかあ。そうしたら、このカルタ、ちょっと変わるかな？
たくや　うん。「みんな」じゃなくて、「あいつが」だ。
高木　それから？
たくや　ばかにするじゃなくて、真似されたんだ。だから「くやしかった　あいつがぼくの　まねをする」にすればいいんだ。
高木　「くやしかった」にしたのは、「今もくやしい」ともちょっとちがう感じなんだね。

【学習場面8】けんさん、あきらさん（小学六年生）との対話――グループ学習のなかで

黒田　この間、二人のカルタを読んでいたら、「うわ、どうして？」ってなったんだ。
けん・あきら　え、なに？　どうしたの？
黒田　けんさんは、「音読は　ぬかさないで　待っててね」、あきらさんは、「音読で　ぬかしてくれて　ほっとした」と書いてたんだ。同じ「音読」から始まるのに、どうしてこんなにちがうの？　という感じで、びっくりした。けんさんは、どうして抜かさないでほしかったの？
けん　音読は嫌いだけど、やらないわけにはいかないよね。だから、最後まで読めないのは悔しいし、どんなにどもっても、僕はがんばりたいんだよ。
あきら　でもさ、どうしても声が出てこないときは、抜かしてくれたほうがほっとしない？
黒田　あきらさんはその日は調子が悪かったから、抜かしてもらったんだよね。
けん　でも、一人だけ抜かしてもらったら、みんなに何か言われない？
あきら　言われないよ。だって、僕がどもること、みんな知ってるもん。前、どもることをみんなに説明したから、大丈夫なんだ。
けん　えー、説明してたの？　そうかあ。みんなに言っておけばいいのか。でも、みんなに言うなんて勇気あるね。

あきら　前は絶対どもっても言わなくちゃいけないと思ったんだけど、まわりの友だちに助けてもらってもいいんだってわかったんだ。それで、みんなに言ったほうがいいってなったんだ。

吃音キャラクター

ぬいぐるみや絵本、アニメに親しんできた子どもたちは、キャラクターを、好物や苦手なものがあり、変身したり進化したりする生き物として、とても身近なものに感じています。だから、ことばの教室で、なかなか自分の吃音について話せなかった子が、キャラクターをつくり、そのキャラクターが何をしゃべるか想像することを通して、さまざまな自分のストーリーを語り始めたり、その語りのなかで、キャラクターが自分の分身であると気づいたりもします。

ナラティヴ・アプローチの外在化する会話は、慣れるのがちょっと難しいですが、子どもたちがすでになじんでいるキャラクターで、自分の吃音を表現する外在化なら、ぐっと取り組みやすくなります。さらに、外在化されたキャラクターについて話し合うことで、自分のどもりに対する新たな気づきが生まれていきます。

【学習場面9】かえでさん（小学一年生）との対話――自分とキャラクターが一体化する

渡邉　教室の後ろにたくさん絵が貼ってあるの、見た？

かえで　見たよ。だって、教室に入ってくると、見えるもの。

渡邉　そうだね。これは、このことばの教室に通っていた君の先輩たちが、自分のどもりを絵に描いたものなんだ。

かえで　どもりを絵に描いたもの？　あれを描いた人はみんなどもる子なの？

渡邉　そうだよ。あの絵のこと、吃音キャラクターっていうんだ。かえでさんも描いてみない？

かえで　妖怪ウォッチやポケモンみたいな感じかな？　いいよ。描いてみる。

渡邉　それで、かえでさんをどもらせるものは体のどのあたりにいると思う？

かえで　（すぐに）それは、のどだよ。決まってるじゃん。

渡邉　そうか。じゃあ、それはどんなかたちなの？

かえで　そうだなあ、なんかぼくみたいな感じ。人間みたいな感じでね、顔がボヨボヨなの。

渡邉　顔がボヨボヨ？　ちょっと、描いてみて（画用紙をわたす）。

かえで　えーと、顔がね、ボヨボヨで、なんか、かわいそうな顔になった（笑って）。

渡邉　どうして、ボヨボヨなの？

かえで　だってさ「どもれー！」って、のどで叫んでさ、疲れているからだよ。

渡邉　これは、かえでさんののどで、「かえでさん！　どもれー！」って叫んだ後ってこと？

かえで　そうそう、だって大きな声で言わないと、ぼく、どもらないからね。

渡邉　へえ、なるほど。じゃあ、名前は何ていうの？

かえで　のどの辺りにいて、「どもれー」って言うから「どもーるくん」だよ。
渡邉　いいね。「どもーるくん」だね。今度は、色を塗ってみようか。どんな色なの？
かえで　顔はね、肌色だから……それで、体は……。はい、できあがり。
渡邉　これは洋服？　洋服を着ているの？
かえで　うん。ぼくが着てる洋服だよ。だって、ぼくのなかにいる「どもーるくん」だから。
渡邉　「どもーるくん」と同じ色、おそろいなんだ。仲良しなんだね。
かえで　そうだよ。

今日こそ教室で手をあげて発表しようと決めても、手をあげることができない。委員会の仕事をしたくてもできない。そんなふうに、したいと思う行動を思いとどまらせるものは何だろうと、一緒に考え、それをキャラクターにします。名前をつけ、それが自分の生活にどう影響しているか話し合うなかで、実はそれがどもりと関係していることに気づいたりします。これは、吃音氷山説の水面下の部分をキャラクターとして外在化し、とらえようという取り組みです。

【学習場面10】ともきさん（小学四年生）との対話――吃音の影響をキャラクターにする

髙木　この前、授業中、なかなか手をあげられない話になって、「ともきさんをそうさせるものに名前をつけて、絵に描いてみたらどうなるかな？」ってお願いしたけど、どうなった？

ともき　できたよ。名前は「ささやき　やめちゃえちゃん」。先生が質問して、ぼくが手をあげようとすると出てきて、「手なんかあげるの、やめよう」と小さな声で言ってくる。

高木　それが出てくると、ともきさんは、どんなふうになるの？

ともき　答えがあってるか自信もないし、「発表しなくてもいいや」ってなる。それで、発表しないのが何回か続くと、「ささやき　やめちゃえちゃん」がバージョンアップして「発表　やめちゃえ君」に変身する。

高木　え、変身する？　どうして？　どこがちがうの？

ともき　「やめちゃえちゃん」より怒った感じになって、「やめちゃえ」パワーも強くなる。

高木　やめさせる力が強くなるって、何だかすごいことが起こっている感じがするけど。

ともき　よくわからないけど、変身するのはすごくわかる。最初はささやく感じだったけど、耳のところで「発表するなー」みたいに大声でどなる感じになるんだ。

高木　発表しないことが続くと変身するって言ってたけど、何が変身させようとするのかな？

ともき　うーん、何だろう。

高木　それって、もしかしたらともきさんは、実は発表したいと思っているということ？

ともき　え？　発表したい？

高木　そう。いつも手をあげないって言ってたけど、それ「ぼくは発表しなくていい」じゃなくて「本当はどもっても、どんどん手をあげて発表したいのかな？」って、ふと思ったんだけど。

ともき　どうかな？

高木　バージョンアップするというのは、本当は発表したいからで、手をあげないことが続くと、それだけ発表したい気持ちもふくらんでパワーアップする。だから強い「やめちゃえ君」にならないと、ともきさんが手をあげるのをやめられなくなるってことじゃあないのかな。

ともき　そうかなあ？　変な感じ。発表しないと、そういう自分にイラッとするのはあるけど。

高木　それだよ。何がともきさんを、イラッとさせると思う？

ともき　そう言われると、自分ではよくわからないけど、イラッとならないためには、もうちょっと発表とかもやったほうがいいかな。発表したい気持ち、やっぱりあるかもしれない。

当事者研究

子どもが自分の苦戦していることに向き合い、どうしたらそこから先に進めるか一緒に考える方法に、「当事者研究」があります。当事者研究のキャッチフレーズのひとつが「自分自身でともに」です。ことばの教室で、子どもたちは自分が研究する主役になって、自分自身のことを考え始めます。そのとき、自分の課題を外在化できると、課題への向き合い方がちょっと変化したり、洞察が深まったりします。キャラクターにすることには、こんなはたらきもあるのです。

【学習場面11】りくさん（小学六年生）との対話——当事者研究とキャラクターづくり

黒田　この前、りくさんが言っていた、自分のなかに、がんばりたい気持ちはあるけれど、がんばれない自分もいる。二人の自分がいるっていうのを、もし絵にしたら、どんな感じになる？

りく　がんばる自分は、天使みたいなイメージ。がんばれない自分は、悪魔かな？

黒田　天使と悪魔か、おもしろいね。もう少し、そのことをくわしく教えてもらっていい？

りく　天使は、自分のなりたい自分で、みんなのリーダーで信頼されている。悪魔はだらしない自分で、いっつもぜんぜん力を発揮できない。だからダメな自分なんだ。

黒田　その天使と悪魔は、いつ頃から、りくさんの中に住んでいるの？　前からいたの？

りく　もしかしたら、ずっと前からいたのかもしれないけど、気づかなかった。それが、五年生になって、急に悪魔の声が聞こえてくるようになったんだ。僕が何かにチャレンジしようとすると、「がんばらなくてもいい」とか「学校休んじゃえ」とか、ぶつぶつ言ってくる。

黒田　その声が聞こえてきたから、五年生のとき、ときどき学校を休んだっていうこと？

りく　多分失敗するのがこわくて、学校に行けなくなったんだと思う。そうなる自分も嫌だったし。

黒田　今は休まず学校にきているよね。そうしたら、今は悪魔はいないの？

りく　今もいるけど、悪魔の姿が見えるようになったから、気持ちが何だか楽になった。天使と仲良く遊んでいる姿が見えるときもあるから、いてもいいかなって思うこともあるし。

黒田　えーっ。悪魔がいてもいいかなって、どういうこと？
りく　休みはがんばるためのエネルギーになるから、たぶん「たまには休みも必要だ」って言ってくれたり、がんばりすぎる僕に「休んだほうがいいよ」って、悪魔が教えてくれている気がする。
黒田　悪魔は、がんばりすぎるりくさんを、がんばりすぎないように調整してくれるんだ。
りく　そんな感じです。だから、悪魔がいると思うと、今でも悩むことはあるけれど、何となく悩みや悪魔とも仲良くなった気がする。きっと天使と悪魔の両方が必要ってことかな？
黒田　悪魔は決して、ただの邪魔者ではなくて、必要な存在ということなんだ。悪魔って悪いやつだと思っていたけれど、なんか変わってきたんだね。それって、ちょっとびっくりだね。

3　話すのが好きで元気な女の子ことみさんの語り

溝上茂樹

一人の子どもが、ことばの教室での一年間を通して、どのような変化をしたのかを紹介します。いろいろな取り組みが、その子のなかでどんな働きをしたのか、その子の語りの変化に焦点をあてることで、私たちがどもる子どもとかかわるなかで大切にしたいものがさらに見えてきます。

吃音チェックリスト

ことみさんは小学三年生の女の子で、最初に会った二年生の頃、クラスでは日直や司会などを進んで行い、友だちと話すことが大好き、吃音の影響をあまり受けていない印象でした。ことみさん自身もそう思っており、ことばの教室でも、はきはきとよくしゃべる様子が見られました。ただそのなかで気になったのが、いろいろなことをきちんとできないとダメという彼女の考え方の固さと、さまざまなことに対してハードルを高めに設定していることでした。それは、吃音に対しても、固いとらえ方をしていると思わせるものでした。そこで、彼女の吃音に対する本当の気持ちや考えを知りたいと考え、吃音チェックリストを実施しました。以下の項目が、「とてもそう思う」に彼女がチェックを入れたものです。

・どもっているとき、まわりにいる人の視線がとても気になる
・たくさんどもる人は、できるだけ少なくしたほうがいいと思う
・身近な人に、どもることをできるだけ知られたくない
・どもりは絶対に治さなければならないと思う
・大人になってもどもっている人はかわいそうだと思う
・どもった後、とてもみじめな気持ちになる。
・どもることはとても恥ずかしいことだ

チェックした項目について「まわりの視線はことみさんをどんなふうにするの？」「どもりを少な

くすることは、ことみさんのどんなところを変えるの?」「どもりを治すとは、どんなことなの?」など、詳しく聞いていきます。そうすると、一見どもりをまったく気にしていないように見えたことみさんが、実はどもりに対してネガティヴな意識をもっていることがわかりました。

どもりカルタ

ことみさんは、『学習・どもりカルタ』の、「にっこりと　笑ってどもれば　世界がかわる」に、「こんなのウソだ、変わらないよ」と強い反発を示し、「抜かされて　ホッとはするが　悔やしいな」に、「私は抜かされたら『やったー』と思うけどなあ」と話しました。「ミスどもり　やっぱり　マリリン・モンローか」には、「どもってんだよね、どもるのになんで有名な女優になれるんだろう」とつぶやきました。そんな彼女に、「自分と同じ気持ちのカルタある?」と聞くと、しばらく悩んだ後に決心したように「平気なふりして笑っているが　ぼくのこころは泣いている」を選びました。いつも吃音を気にしていないと言っていた彼女が、このとき初めてカルタを通して、「実は私は苦しいんだ」と言えたことが、大きな変化につながっていきます。

吃音キャラクター〈とげ〉

ことばの教室への通級が半年ほど経ち、ことみさんは少しずつ、それまで自分ががまんしていたこと、どもることをたいへんだと感じていたことなども話せるようになっていました。

溝上　この前、どもる子どもの沖縄キャンプがあって、僕も参加してきたんだ。それで、二日目の話し合いのとき、自分のどもりを絵に描いてみようとなって、そのとき二年生の男の子が描いたキャラクターが、これ。名前は、「目いっぱいやろう」。

ことみ　はあ、そうなんだ。これ、目なんだ。

溝上　「こいつは、のどの下にいて、にょろにょろと角から液体を出す。目がいっぱいあって、いろいろなところを見わたして、どこに液体を出したらいっぱいどもるか捜しているんだ」と言っていた。ところで、ことみさんも知っているように僕はどもるでしょ。その自分のどもりのことを親友みたいに思って、「どもちゃん」と名前をつけているって前に言わなかったっけ？

ことみ　えっ、どもちゃん？　親友なの？

溝上　そうだよ。それでね、この二年生の子が僕の「どもちゃん」も描いてくれたんだ。「丸くて、大きな目で、手足はミッキーマウスみたい」と言ったら、こんなにかわいく描いたんだ。

ことみ　へえ。なんかかわいい。

溝上　かわいいでしょ。でも、その子は、「どもちゃんはかわいいけれど、おしゃればかで、このかわいい目で油断させるスパイみたいな感じだ」って言うんだよ。だから僕は、「本当にかわいいんだよ。困ることもあるけど、どもちゃんがいることで、いいことがたくさんあって、どもちゃんがいなくなったら、僕はとても困るんだよ」と言ったんだ。

ことみ　その男の子、それを聞いてどうだった？

溝上　信じられないって顔をしてたよ。いなくなったら困るなんて信じられないみたい。
ことみ　それって、私にもちょっとわかる。私もそういう感じがする。
溝上　えー、そうなんだ。じゃあ、ことみさんのどもりは、どこにいて、どんなかたちなの？
ことみ　私のどもりは、私の頭のなかにいて、形はぎざぎざ。性格はいたずらっ子。
溝上　そのいたずらっ子はどんな名前で、どんなことを、してくるの？
ことみ　名前は〈とげ〉。たくさんの人の前で発表するとき目がぱっちりして、尖ったところから菌を出すんだ。
溝上　菌が出るとき、どもるっていうこと？
ことみ　そう。菌はひとつじゃなくて、たくさんある。
溝上　そうなんだ。たくさんどもらせるんだ。ことみさんはこの〈とげ〉をどうしたいの。
ことみ　うーん、五十パーセントくらいやっつけたい。
溝上　えー、全部じゃなくて、どうして五十パーセントなの。それ何だか不思議だなあ。
ことみ　よくわからないけど、いい思い出もあるかもしれないから、全部やっつけたらかわいそうな気がする。半分は残っていいと思ったんだ。

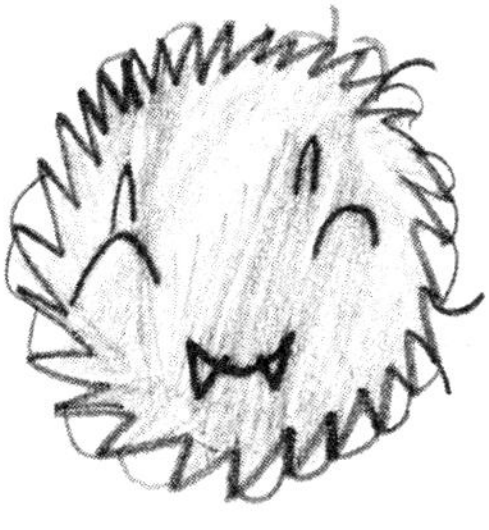

ことみさんが描いた〈とげ〉

溝上　へえ、おもしろいなあ。五十パーセントが、何かすごく気に入った。気に入ったというよりか、気になったかな。

ことみさんは〈とげ〉を、どちらかというとネガティヴに描きました（イラスト参照）。しかし対話を重ねていくなかで、彼女が〈とげ〉を嫌なもの、やっつけてしまいたい悪者と感じながらも、すべて消したいとは思わなくなったこともわかりました。吃音をキャラクターとして外在化することで、もしかしたら自分にとって大切な存在かもしれないという、新しい気づきが生まれていたのです。

オープンダイアローグ的試み――間接的なグループ活動

教室に通うども る子が増えたので、グループ活動をしたいと思いましたが、さまざまな都合でできませんでした。そこで、子どもたちに、自分以外にも仲間がいていろんな考えがあることを知ってほしいと思い、ホワイトボードを活用した交流を考えました。ことばの教室にきた子どもたちはホワイトボード上のメッセージを見て、みんなへの質問や自分の意見、感想を書き込んでいきます。今回は一年生から五年生の八名の実際のやりとりのなかから、とくにことみさんがかかわった内容の一部を紹介します。

○ことみさんからみんなへ

・わたしはどもりのことが気になります。どうしたら気にしなくていいようになれますか。

□みんなからことみさんへ

・私も気になります。

・ぼくはぜんぜん気にならない。友だちがおうえんしてくれるから気にならない。

・五年間もどもっていたら気にならなくなりますよ。気になることはあたりまえのことだから、気になることを悩まなくてもいいと思います。

・友だちがどもることを知っているので気にしていません。

ことみさんは、「気になります」と返してくれた二人へ「そうだよね」と返事を書きながら、「気になることはあたりまえのことだから、気になることを悩まなくてもいい」というメッセージを見て、「ほんとかな?」と言いながら、ホッとした表情も見せていた。

○ことみさんからみんなへ

・わたしはさいきん、どもりをなおしたほうがいいと思います。なぜかというと、ほけん室に行ったとき、どもってしまって時間がかかったので、ほけんの先生にめいわくをかけました。

□みんなからことみさんへ

・ほけん室はそうだんするところだから、ほけん室でどもっても困らないと思う。友だちも「ゆっくりでいいよ」と言ってくれるので、めいわくをかけているとは思わない。

・時間がかからないほうがいいと思う。少しだったらめいわくじゃないけど、すごく長くなったらめいわくだと思う。
・どもっているだけで、ちゃんと話そうとしているから、めいわくではないと思う。

○ことみさんからみんなへ

・わたしも「めいわくじゃない」と思い始めています。

ホワイトボードは、会えなくても確かに仲間がいる、自分だけではないことが直接「見える」スペースです。子どもたちは、自分と同じ意見も、ちがう意見もあるけれど、そのどちらかが単純に正しいわけではないことに、対話を通して気づいていきます。そして自分の思いを分かち合える場ができたと安心しながら、自分と吃音について見つめ直し始めます。こうであらねばならないという決めつけが強くなりがちなことみさんも、「そうじゃなくても、もしかしたら大丈夫」と、少し考えを緩める様子を見せ始めました。

三年生になりことみさんは、「どもりが少なくなって、気にならなくなった」「授業参観で、発表を五回した」と話しています。どもる私自身も経験しましたが、吃音が気にならなくなると、どもっていても、どもってないような感覚になることがあります。「どもり方は同じだけれど、前より友だち関係が深まって、吃音を気にせずに話しているように見える」という母親のことばにも、彼女が「あまりどもらなくなった」と感じる要因があるように感じました。

子どもたちは対話を重ねるなかで、どもるからできないではなく、どもっていても何とかやっている自分に気づいていきます。しかし、どもりを強く意識する場面では、不安を感じることもあります。そこで、今後も対話する場を子どもたちとともにつくり、対話を一つひとつ重ねることで、「今の自分のままでいい。このままでも自分はやっていける」という思いを、子どもたちと共有していきたいと考えています。

4　ナラティヴ・アプローチの視点で読みほどく吃音対話の実践

国重浩一

子どもたちと話すことによって、私たちはどのようなことを子どもたちが語ってくれることを願うでしょうか？　私たちがあらかじめ想定できるようなことを願って、話しかけていることはないでしょうか？　「行儀の良い、お利口な子ども」がいかにも言いそうなことを、無意識にも相手に語るように求めていないでしょうか？　子どもたちは、そのような私たちの意図をくみ取ってしまい、それにそって答えてくれようとしていると気づいたことがあるでしょうか？　子どもたちは、私たちの意図をくむだけでなく、そのように答えるものだという、この社会文化的な期待に応えるためにも発言します。そのような発語は、子どもたち自身の言葉で自分のことをしっかり語る語りとは言い難いでしょう。

対話の実践において、読み取るべきことは、単に子どもが何を語ったかではなく、子どもが自らのことを自分なりに語れることを可能にしているのはどのようなことなのか、ということです。そのためのいくつかのアイディアをここでは提示しています。

ウェンデル・ジョンソンの言語関係図を用いて、自らの体験を、どもる程度（X軸）だけに留まらず、相手がそのことをどのように反応しているのか（Y軸）と、自分自身がどのように反応しているのか（Z軸）の次元で語ることを可能にしています。「どもる・どもらない」の単純な次元ではなく、自分の人生に起こっていることを、より多様に語るすべを提供できています。そのうえ、Y軸とZ軸については、より広い人生のことについてなので、取り組みようも残されています。

また、どもりカルタの実践で興味深いことは、同じどもりという問題に悩む他者の体験を、垣間見る機会を与えてくれることです。それぞれのカルタには、それぞれの個人的な体験が表現されています。実際には知らない、でも同じ問題で悩んでいる人がどのように「どもり」に反応しているのかを知ることは、自分の体験をより多様に理解することに貢献してくれるのです。

それに対応する大人は、そのカルタが表現していることに対して、子どもがどのように反応してもいいように配慮しています。そのことについて、その子ども自身の考え、受け取り方、理解の仕方を提示することができるように求めています。これは、古来から言い伝えられてきていることわざや標語ではなく、個人的な体験を綴ったものであるという形式が、そのような余地を与えてくれているのでしょう。そして、カルタが個人的な経験の表現方法であるという側面をもっているがゆえに、自分でもつくることに取り組むことができるのです。

重要なことは、カルタとして表現しようとするものに、こちらの方向性を押しつけないことです。自分の苦しみや苦悩を表現することは、こちらとしてもつらいから、子どもたちが表出する表現を、前向きの、ポジティヴなものにしてもらいたくなります。しかし、日常生活に影響を与えるものに対して、前向きさやポジティヴさの側面だけで語り尽くせることではないのです。表現の自由さ、そこをめぐる表現の多様さが、どもりをめぐる語りのなかで、現実感を与えていくのです。ここで、どもりのたいへんな側面もしっかりと表現されると、どもりはたいへんだ、つらい、苦しいという側面以外の体験も描写できる可能性も開かれます。

必要なことは、自分が自分なりに表現してもいいのだという安心な場を、子どもたちに提供することです。これは、このような実践における不可欠な要素でしょう。それを可能にするのは、子どもたちに対応する私たちの態度、心構え、言葉かけだということです。

次に、ナラティヴ・アプローチの特徴的な技法による、どもりキャラクターがあります。どもりをキャラクター化し、それを可視化できるようにすることは、物理的に、どもりをその子どもから切り離す効果があります。その子は「どもり」そのものではなく、その子と「どもり」を区別して、認識し、語ることが可能になるということです。どもりはどもりであり、その子はどもりそのものではない、というといかにも当然と思えるようなことが、日々の語りの中では混同されるがゆえに、「自分＝どもり」という考えに苦しむことになるのです。

ところが、どもりが客体化され、それを個別な存在として語ることができるとき、今までとは異質の会話が生まれます。今までとは異なった語りは、「どもり」という存在のあり方を変更していきます。どもりをめぐる語りが変わるとき、それが意味することが変わるのです。これが、まさしくナラティヴ・アプローチでめざすところです。

ナラティヴ・アプローチでは、どのように変えるべきかについての方向性をもちません。落としどころをあらかじめ設定して、そこをめざすのではありません。語りが変わり、どもりの意味合いが変わることによって、その人の人生にどのような影響を与える可能性があるのかに興味をもつのです。

ことばの教室は、同じような課題をもつ子どもたちが集まるところです。それぞれの子どもに対する取り組みが基本であり大切ですが、さらにそうした子どもたちがその場に居合わせる、また交差するところを、どのように活用することができるのかに取り組む必要があります。それは、グループのもつ力は、一対一の場ではなしえない可能性があるからです。

人は他者の目を気にするという過程を経て、自分のどもりのことを気にしていきます。だからこそ、実際の他者が貢献することのできる、大きな可能性を見出すことができます。つまり、実際の他者が自分と同じように悩み、自分と同じように考え、それでも、日々の生活を何とか歩んでいるのを目の当たりにするとき、人はそのことに影響を受けないことはあり得ないでしょう。「みんながんばっているから、あなたもがんばるべきだ」などといった野暮なことをいう必要はまったくないのです。

ここまでの実践をどのように表現できるのかというと、ありふれた表現でしかないのですが、条件つきではなくその子どもを受け入れることである、といえるでしょう。つまり、どもりの治療に前向きであるからとか、活発に自分に気持ちを伝えてくれるとか、相手にある状態にあることをのっけから望んでかかわらないということです。

子どものあるがままを受け入れる、子どもの主体性を尊重するなどのスローガンの重要性を理解したからといって、そのように子どもに話しかけることができるようになるわけではありません。気持ちではそのように思っていたとしても、実際に口から出てくる言葉は、残念なことに、そのような思想を反映しているとは言い難いものになってしまうことが往々にしてあります。このさまざまな実践を紹介するにあたって、できるだけ子どもとのやりとりをのせてもらっています。それは、私たちが実際何をいうのか、というレベルにおいて、どもる子どもたちとの対話の実践を検討していく必要があるからです。

よって、子どもたちとのかかわりかたを検討していく際には、一つひとつのやりとりを、どのように紡いでいくのかのレベルでおこなう必要があるということです。そして、このような検討は、マニュアルに記載するような定型文の羅列に留まるべきではありません。相手によって、状況によって、その都度、仕立てていくためには、どうするべきかという検討に取り組むべきなのです。マニュアルとして掲載できる定型文をそらんじて、言えるようになったとしても、その表現の根底に流れる思想、態度、精神を読み取らなければそのような意味をしっかりと反映することをあまり期待できないということです。

この実践の紹介で、読者に思いをめぐらしてほしいことは、この実践を人々がどのような気持ち、考え、思いで、「このように話しかけているのか」です。このような立ち止まり方をしないと、通常、実際のやりとりの記録は、単に物語を読むのと同じように、流れていってしまうでしょう。この本によって、私たちが願っているのは、本の趣旨を理解してもらうだけでなく、それを実際に活用してほしいということです。この本は、実践的なことを伝えようとしているのです。

文献

伊藤伸二・吃音を生きる子どもに同行する教師の会（編）『親、教師、言語聴覚士が使える吃音ワークブック――どもる子どもの生きぬく力が育つ』解放出版社、二〇一〇年

帚木蓬生『ネガティブ・ケイパビリティ――答えの出ない事態に耐える力』朝日新聞出版、二〇一七年

対人関係・人間関係のチェックリスト

①	休みの日は、ひとりで遊ぶことが多いです
②	運動会や遠足などの行事が好きです
③	困ったり悩んだりしたとき、友だちに相談します
④	困ったり悩んだりしたとき、家族に相談します
⑤	困ったり悩んだりしたとき、先生に相談します
⑥	みんなが楽しんでいても、自分だけ楽しくない（つまらない）ときがあります
⑦	私は冗談やおもしろいことをよく言います
⑧	おもしろいときや楽しいとき、声を出して笑います
⑨	学校の休み時間、ひとりでいることが多いです
⑩	学校からいっしょに帰ったり、放課後一緒に遊んだりする友だちがいます
⑪	クラス替えがあったとき、自分から進んで新しい友だちをつくります
⑫	友だちは私のことをおとなしいと思っていると思います
⑬	家で学校の話や友だちの話をよくします
⑭	近所の人に会ったとき、あいさつをします
⑮	親戚の人やお客さんが来たとき、進んであいさつをします
⑯	学校へ行ったら友だちに自分から進んであいさつをします
⑰	自分からグループをつくることがあります
⑱	グループをつくるとき、すぐに仲間に入れてもらえます
⑲	友だちにからかわれたり笑われたりすることがあります
⑳	笑われたりからかわれたりしたとき「やめて」と言います
㉑	本当に腹が立ったとき、我慢しないでそのことを相手に言います
㉒	班長や係のリーダーなどに立候補することが多いです
㉓	自分から誘うより、誘われて遊ぶほうが多いです
㉔	私の吃音について分かってくれる友だちや味方になってくれる友だちがいます

『親、教師、言語聴覚士が使える吃音ワークブック』（解放出版社、2010年）より
（pp.112-113も同じ）

吃音に対する気持ちや考えのチェックリスト

①	私に友だちが少ないのは、どもるからだと思う
②	いじめやからかいに将来あわないか、とても不安に思う
③	私のどもりが治らないと、将来楽しい人生は送れないだろうと思う
④	どもっていると、話すことの多い職業（先生やセールスマンなど）にはつけないと思う
⑤	どもっているとき、まわりにいる人の視線がとても気になる
⑥	どもりが治らなかったら、結婚できないだろうと思う
⑦	私がどもらなかったら、学校生活はもっと楽しいものになるだろう
⑧	どもりながらそれに負けないで明るく生きている人は特別な例だと思う
⑨	自分以外のどもっている人を見るのは、嫌だ
⑩	「あーりーがーとーうー」のような不自然な話し方をしても、どもるよりはいい
⑪	たくさんどもる人は、できるだけ少なくしたほうがいいと思う
⑫	私がどもらなかったら、将来はほとんどのことが順調にいくと思う
⑬	私がどもる人間でなかったらなあとよく思う
⑭	どもっていたら、自分のしたい仕事につけないと思う
⑮	身近な人に、どもることをできるだけ知られたくない
⑯	どもりはぜったいに治さなければならないと思う
⑰	どもらずに話す友だちがとてもうらやましい
⑱	大人になってもどもっている人はかわいそうだと思う
⑲	どもる人はできるだけ目立たないように生きていけばいいと思う
⑳	家族に、どもりのことは話したくない
㉑	私はどもるので、何かあっても大目に見てほしい
㉒	どもった後、とてもみじめな気持ちになる
㉓	クラスの人は、私の話し方を変だと思っているに違いない
㉔	私がどもることを、クラスの人は知らないと思う
㉕	どもることはとても恥ずかしいことだ
㉖	どもっていると、劣った人間だとみられるはずだ

行動のチェックリスト

①	家の人から頼まれた連絡を先生にことばで伝えること
②	授業中答えが分かったとき、自分から進んで発表すること
③	大切な用件を担任でない先生に話すこと
④	家に電話がかかってきたとき、その電話をとること
⑤	電話で友だちと会う時刻や場所を告げること
⑥	話すことが多い役割、学級委員や放送委員などを引き受けること
⑦	ことばで注文しなければならない店で買い物をすること
⑧	初めて会った人に自分のほうからあいさつをすること
⑨	子ども会、ボーイスカウト、スポーツクラブなど学校外の活動に自分から参加すること
⑩	子ども会、ボーイスカウト、スポーツクラブなど学校外の活動でリーダーを引き受けること
⑪	家族が出るかもしれない友だちの家に電話をかけること
⑫	保健室や病院で、自分のけがや病気について説明すること
⑬	クラスの中で班長になること
⑭	「誰か読みたい人？」と言われたとき、進んで手を挙げること
⑮	学習発表会やお楽しみ会などで、みんなの前へ出て発表すること
⑯	日直などで号令をかけること
⑰	指名されたとき、答えが分かっていたら、それを言うこと
⑱	友だちに朝や帰りのあいさつをすること
⑲	自分でお店の人に注文すること
⑳	友だちの家などのインターホンで自分の名前を言うこと

3章
ナラティヴ・アプローチとはなにか

国重浩一

ナラティヴ・アプローチを理解するために必要な基本的な考え方をまず説明し、ナラティヴ・アプローチの会話に必要な技法を説明していきます。前半は比較的理論的なこと、後半は実際の手法について紹介します。

1　ナラティヴ・アプローチの考え方

物語としての問題

ナラティヴ・アプローチでは、その問題の理解様式や重大性は、どの文化圏の人、またどの時代の人が見るかによって変わりうる、という立場をとります。つまり、私たちはその問題がどのような存在であるかを、私たちを取り巻いている利用可能な社会文化的視点から理解しているということです。その時代における、あるいは私たちが住む社会文化的理解様式は、「真実」とか「事実」と呼べるようなものでなく、そのときに共同体でつくりあげられているドミナント・ストーリー（支配的な物語）でしかないのです。

これは、私たちを悩ませている問題それ自体が絶対的な存在ではないことを意味します。つまり、私たちがつくりあげているストーリーが変更されるとき、問題の深刻度合いも変わっていくのです。ここに、ナラティヴ・アプローチがもつ大きな可能性が秘められているといえます。問題が揺るぎない真実、事実であるとすると、それをどうすることもできないというジレンマに陥ります。ところが、問題をめぐっての語りが変わり、それが何であるかというストーリーが変わることで、問題のあり方が変わるのであれば、可能性が生じます。そして、さらに重要なことは自分がどのような存在であるかということも、問題をめぐる語りが変わるとき、変化する可能性があるのです。

私たちが住む世界には、社会文化的な優位性をもつストーリーがあります。それは、文書を通じて、メディアを通じて、あるいは人の語りを通じて、繰り返し同じようなメッセージが伝えられるなかで、「普通」という状態をつくり出します。同時に、普通ではないもの、問題とされるものをつくり出し、問題が問題であることを維持しようとします。そのような一般的にありふれた語りは、問題を問題として揺るぎないものにしていくのです。また権威に裏づけられ、文書化された記述も大きな影響をもちます。その代表的な例は診断名や分類法でしょう。どもりが、その存在数という点で少数派（マイノリティ）という状況は変えようがないかもしれません。しかし、「吃音症」という疾患名として記述されるとき、それは障害という位置づけとなってしまうのです。単にそのように話す人の数は少ないということだけに留まらなくなるのです。

そして昨今、「発達障害」という診断名でもないような名称がかなり幅をきかせています。「発達障害」という診断名はなく、いくつかの診断名を便宜的に総称して呼んでいるだけなのですが、発達障害という言葉はあたかも診断名のように扱われるようになってしまいました。そのうえ、国立障害者リハビリテーションセンター内部組織である発達障害情報・支援センターが吃音を発達障害と発表して以降、吃音を発達障害に含めていく動きも生じています。ここで検討すべきことは、そのような診断名や呼称を人に与えることが、その当事者にどのような影響をもたらしてしまうのかです。どもる子どもたちに診断名を与えることは、「君はそのような存在なので、そのように振る舞いながら、今後の人生を生きていくように」と示してしまうことさえあるでしょう。ナラティヴ・アプローチでは、そのような社会文化的に優位にある語りを変更することに取り組みたいのです。支配的な物語に留まるとき、吃音問題を単なるどもる程度の問題であるとみなしてしまうとき、問題を取り除くどころか、問題のなかに深くはまっていってしまうのです。そこには、単に「どもった」「どもらない」というような次元の単調な語りしか存在できず、それ自体を解決する手段をもちえない私たちは、語りを続けることもできず、途方にくれることになります。

ナラティヴ・アプローチでは、常に目の前の人たちとの語りを大切にしていきます。そこでは、診断名のようなよそから借りてきた言葉ではなく、社会文化的に根ざしている支配的な物語にそったかたちでもなく、当事者が自分の体験や考え、思い、そして希望を、自分の言葉で語っていくように誘います。このアプローチによる会話は、事前に決められた目的地にたどり着くために、子どもをいかに誘導していくのかというような類いのものではありません。それは、私たちも、本人もどこに向かっていくのかわからない旅に一緒に出るようなものなのです。

最近さまざまな機会で、私はカウンセリングのデモンストレーションをしています。そのなかで、私の話し相手になってくれたクライエント役に、ナラティヴ・アプローチによる会話をどのように感じたのかについて語ってもらっています。そのような体験を総和してみると、ナラティヴ・アプローチによる会話とは、比喩的に次のように描写できそうだと思うようになりました。

深い霧のなかで旅をしている主人公（当事者）がいます。ひとりだけでは先に進むことが難しいほどの霧なので、私のような一緒に旅をしてくれる同伴者が必要になります。私は、その人の人生のことを主人公よりも知っているわけではありませんので、もっとまわりが見えません。ただ私にできることは、主人公のすぐ背後から、右には何があるのか、左には何があるのかを興味や関心をもってたずねることぐらいです。質問に促されて、主人公は一つひとつ自分の人生を再探索し、新たな気づきを手にします。そして、そのことの意味や意義を私に語るのです。そのような語りから生まれ出るストーリーは、社会文化的に根づいている支配的な物語とはまったく異質なものとなります。それは、ほかからの借り物の物語ではなく、主人公自身の独自のものとなっていくのです。

ナラティヴ・アプローチでは、特定の決まり切った効果や効用を約束することはありません。そのため、ナラティヴ・アプローチを実践しようとする者は、人によって、異なった話を聞く準備が必要となります。人によって、異なったところにたどり着くのだという想定をして話をする必要があるということです。出来合いの会話が繰り返されるのではないので、一見難しそうに感じるかもしれませんが、その都度、興味深い発見とともに、意義深い語りを聞くことにつながるという喜びが待っているのです。

将来を示唆するアイデンティティ

人に与えられる名称は、社会文化的な文脈で意味づけられており、その人の社会でのあり方に多大な影響を与えます。その人が自分自身をどのような存在であると感じ、人間関係のなかでどのように振る舞っていくかということです。このあり方を、ここで「アイデンティティ」と呼ぶことにしましょう。アイデンティティという言葉には、いろいろな立場から多様な定義づけがありますが、ここでは、社会生活を営むうえで自分が誰なのかということを、本人、あるいは、まわりがどのように理解していくかを示すものとします。

アイデンティティは、人が本来独自にもっている性格特性や発達過程だけで決まることではありません。常に社会文化的な文脈で理解され、意味づけされるのです。そして、それをどのように自分のアイデンティティの一部として取り入れるかは、その人自身の独自の傾向にも左右されますが、その人を取り巻く人間関係が大きく影響を与えます。社会文化的な文脈で理解することとは、社会文化内で、人と人が交わす言葉によって強調される方向性を汲み取ることなのです。

人は、社会生活を営みながら、自分に向けられた名称のもつ意味をさまざまなところから見出そうとします。ほかの人が自分をどのような眼差しでみつめているかという予測、そしてそのうえで、自分がどのような存在であるかの概念をつくりあげようとします。それは、さまざまな形態で存在する発語やテキストによって直接的に語られるだけではなく、社会の常識的考えから導き出される至極当然の結論として自分のなかで導き出し、自分のなかに取り入れます。「ほかの人は自分のことをどのように思うのだろうか?」と自分に与えられた名称を軸に推測していくのです。この推測は、それぞれの個人の考え方をベースとしているというよりは、その社会で当然とされている予測に基づいている、と表現するほうがより適切でしょう。その際に、自分に与えられた描写（名称）は、自分自身のあり方に大きな影響をもたらします。

一般的にポジティヴな描写、たとえば「専門家」「医師」「大学教授」「先生」「芸能人」などの名称は、その人の考えや発言が聞くに値するという期待を多くのものに抱かせます。このような人々の発言に、私たちはより多くの意義や重要性を見出そうとするのです。それがたとえ、これまでの常識的な知識の無思慮な繰り返しであったとしても、何か特別なものをくみ取ろうとします。

一方で、「障害者」「精神疾患者」「ただの素人」「主婦」「子ども」など、社会文化的に重要視されない描写を与えられてしまうと、まわりの者が抱く価値はあがりません。少なくとも、そのような描写を与えられた当の本人にはそのように感じられるのです。この場合、その人自身が本来もっている性質や能力を認められる前に、与えられた描写がまわりの者のもつイメージをかたちづくってしまうのです。この傾向は、専門家であろうと一般の人であろうと関係なく、社会全般に存在します。そしてそれを直に感じるのが、このような描写を与えられた人々なのです。

ある描写を人に提供することは、その人がどのような人かを社会的に宣言することに等しいのです。「お前は○○のような者だ」ということを、本人に代わって社会に向けて表明してしまうことがあります。そのような描写の代表的なものが、先に述べた診断名（分類名）です。

診断名の必要性はいくらでも正当化できます。社会システムの政策を考え、そこに予算をつけ、それを調査し実態を把握し、それに対する効果的な治療方法を検討するために、一種の分類システムの存在は不可欠なものであると主張することは理にかなっている、と容易に思えます。

もしそれらのことが、本当にその問題の消滅、解決に繋がるのであれば、そのような描写を一時的に与えることを必要悪として認め、そのような描写が与えられるのに一時的に耐え忍んでもらうことは、十分に正当化できるように私も感じます。しかし、それは本当に解決につながる可能性があれば、のことです。私たちは、「人に名称を与える行為」に無頓着すぎるきらいがあります。人に与える名称が独り歩きする危険性を過小評価するきらいがあるのです。

なぜ「アイデンティティ」を重要視するのかを端的にいえば、アイデンティティは「今」のことだけではなく「将来」のことでもあり、その人のこれからの人生に大きな影響をもたらすからなのです。前向きなことを示唆するアイデンティティと、否定的なことを示唆するアイデンティティでは、その人が抱く将来像、つまり自分が将来どこに到達できるかという漠然とした期待に、大きな差が生じると容易に想像できるでしょう。将来に向かう未知の旅路を支えてくれるのは、個人が自分に向けることのできる前向きさです。この前向きさは、個人だけでつくり出すことはできず、その人を支えるまわりの存在も重要な役割を果たします。そのため、できないと思い込んでしまうようなアイデンティティではなく、困難を乗り越えてでもやっていける可能性を抱かせるようなアイデンティティをつくりあげることが求められるのです。

これを、一般に繰り返し述べられる「自信」と重ねあわせて理解することもできるでしょう。さまざまな研究結果が、日本人の自信の低さを示しています。しかしこれは、ほかの文化圏と「自信」の概念がちがう可能性があることも指摘しておきたいところです。日本では、自信とは何か特別なことをして得られるものだという発想があります。特別な賞や優秀な成績を取ることが自信につながると考えられます。一方、私が今住んでいるニュージーランドでは、「自信」とは、人が何かを始めるときに人が最低限もつべきものとして理解されます。

この概念の差は大きいでしょう。日本の「自信」は、すべての子ども分用意されていません。一等賞や最優秀賞は、それぞれひとつです。この概念では、すべての子どもに自信を提供することができないのです。しかし、ニュージーランドの概念では、何か特別なことを成しとげなくても自信をもっていいのです。すべての人がもつべきものだし、もっていいものなのです。このような社会文化的文脈で維持されている概念は、人のアイデンティティをつくりあげるうえで大きな役割を担うのです。

コミュニケーション問題としてのどもり

発達障害で検討されている一連の状態像は、自閉スペクトラム症、注意欠如・多動症（ADHD）、学習症（LD）などですが、この概念が必要なのは、この領域の状態像を有する人々が、このような概念がないとまったく理解されず、「普通」であることを求められて、社会生活を送るのがたいへん苦悩に満ちたものとなってしまうからです。この概念を明確にすることで、その状態像をもつ子どもや大人たちの内面を、まわりが少しでも理解あるいは想像できる助けとなることが期待されています。その概念なしに、この人はなぜこのように振る舞うのか、なぜこのように受け取るのかをうまく理解できる人は少ないからです。そのため、適切に理解してもらおうと、研修会が開かれ、啓発のための活動が行われています。それは、名称が与えられたことで得られるメリットが、そこから生じてしまうデメリットを上回る必要があるからです。

発達障害の人々がもつ特性が理解され、それにあった職種、職務、対応方法によって、その人々が自立し、社会生活をより充実して送るようになってきているようです。一方で、ちょっと変わった人々を発達障害に容易にあてはめ、決めつけるようなことも確実に増えてきています。この領域で名称は独り歩きし始め、その概念がふくれあがっています。変わった人に対する蔑称として機能し始めているということです。

発達障害にかかわる領域で活動していると、概念とは所詮、いろいろな謎を解くためのヒントにしかならず、そのヒントを使って試行錯誤する努力が求められているのだと気づきます。なぜならば、この概念そのものがかなり多様なものを一括りにしているからです。この領域にいる人々は、まったくさまざまなのです。ひとつの概念で括れるような一様な集団ではありません。一人ひとりをじっくりと理解し、その人の立場からできることを見出し、その人のどのような側面をまわりに理解してほしいのかのニーズは、すべて異なります。このようなレベルの対応においては、発達障害のような概念はあまり必要ないとさえ思えることが、多々あります。

発達障害の話題は最近よく聞きますが、どもる状態像は私たちの社会で奇妙なほど語られることがありません。私たちが取り組むべきは、どもりの理解の改善です。どもりが、どもりとして多様に語られることによってそれはもたらされるのですが、発達障害としてみなされることでは、どもりが語られることにつながりません。

実際に、自閉スペクトラム症の人を身近にもつ家族に、吃音を発達障害の一つとして理解してもらおうとすればどのようになるのか、試しました。案の定、どもる人は、ソーシャルスキルが必要な人である、という第一印象を形成して、話し始めたのです。どもりは、本質的にソーシャルスキルから生じるコミュニケーションの問題ではありません。とくに自閉スペクトラム症の状態像を有する人々に、ソーシャルスキルの訓練が必要であり、まわりもその特性に応じたコミュニケーションをとっていく必要があるのは、その人の発語が明瞭でないからとか、語彙が足りないからではありません。彼らのなかには、時に高尚な言葉を用いて、見事なまでに話す人もいます。ただ、その表現方法がわかりにくかったり、その表現が不適切であったり、間合いがよくなかったり、相手の言葉をうまく解釈できないときがあるのです。当然誰にでもそのような場合はあるでしょう。しかし、それが双方とも注意して会話を進めないと、たいへんな誤解につながる可能性が高いということです。

ソーシャルスキルの問題として取り組むことにおいては、コミュニケーションのやりとりのコンテンツ（内容）を問題視します。そのため、ソーシャルスキルトレーニング（ＳＳＴ）では、どのような場面でどのようなことをいうべきかについての支援を提供します。一見コミュニケーションの問題として認められるどもりの問題を、ソーシャルスキルの問題かどうかの視点で検討してみると、その本質がより明確になります。どもりの問題は、本質的にソーシャルスキルの問題ではなく、コミュニケーションの際に使われる媒体の問題として理解すべきなのです。ラジオを例にあげるとわかりやすいでしょう。ソーシャルスキルの問題とは、ラジオの音は明瞭に聞こえているけれども、語られるコンテンツは改善しなければならない状態にたとえられるでしょう。一方で、どもりの問題とは、ラジオの音が時々明瞭に聞こえなくとも、そこで語られるコンテンツ自体に問題はないということです。話しさえできれば、コミュニケーションは成立するのです。

私は、英語圏で生活しています。私の話す英語は、聞く人が聞けば、はっきりとわかる日本人独特のアクセントです。それは時に相手の誤解を招くこともありますし、聞き返されたりもしますが、コミュニケーションは成立します。私がソーシャルスキルという点で、コミュニケーションを成立するために必要なものをもっているからです。発語はおかしいが、内容はコミュニケーションを阻害するような、関係性に悪影響を与えるような特別な問題をはらんでいないのです。

吃音は、吃音の問題として扱われる必要があります。そうしなければ、「どもり」が理解されることにはつながりません。現在の発達障害全般で培われていることは、吃音のことではありません。そのため、相当な啓発活動をしなければ、吃音が発達障害とは別の領域として認められ、適切に対応されることにはなりません。現状では、発達障害という領域のなかで、吃音の居場所はほぼない、といえます。「発達障害」という診断名でもない、便宜上の概念のなかで、どもりをわかってもらうための努力をする価値があるのだろうか、ということです。

たとえ長いものに巻かれて、どもりが発達障害の概念に含まれて、そこから支援を受けることにつながって利益を得る人が出てこようとも、「どもり」というものの存在の理解がより広がることは望めません。その領域で取り組んでいる専門家は、自閉スペクトラム症、ＡＤＨＤ、学習障害という枠組みで精一杯です。どもりの領域の専門性を十分にもっている専門家が少ないなかで、「どもり」そのものに注意を向ける余裕はないのです。

ナラティヴ・アプローチの会話

ナラティヴ・アプローチによる会話は、相手に敬意を払いながら、本人が自らのことを再発見していく旅に招き入れるようなものです。招く、誘いという言葉が意味することは、ただ単にこちらの意向にそった話にもっていくのではなく、相手も好みや意向をくみながら話をしていくということです。

人の人生の話を聞いていくにあたって、ナラティヴ・アプローチでは、人の経験を「認証」することに注意を向けます。認証とは、人の人生のことについて積極的に気づく過程と言い換えてもいいでしょう。その人が自分の別の側面があるのだということに気づき、それを自分のなかに取り入れるためには、他者の存在が不可欠です。つまり、語るということだけでなく、他者にその側面について気づいてもらい、その価値を認めてもらう必要があるということです。そのような意味を込めて、ナラティヴ・アプローチでは、人の存在を「認証する証人」として、その人にかかわり、その人の豊かな側面を認証できるほかの人々の存在を重要視します。人は人生のことを語るとき物語という形式をとり、あるテーマにそった筋書きを物語という形式によって伝えることができるのです。人の話を聞いていくと、人々の語りが起承転結のような形式をとっていることに気づくことがあるでしょう。その際に、密接したふたつの側面の話を聞く必要があります。

ひとつめの側面は、人生上の問題によって、その人がいかに影響を受けたかという話です。この話は、時に苦痛や苦悩に満ちていて、聞き続けることがたいへん苦しいと感じることがあります。しかし、その人が今までに経験してきたことなので、「わかるよ」「苦しかったね」「つらかったね」などの安易な共感の言葉を使うのではなく、しっかりと最後まで聞く必要があります。これは、話を聞く側の覚悟、つまり「最後まで聞こう」という姿勢が必要になります。私が相談員あるいはカウンセラーに対してトレーニングを提供することがあるので気づくのですが、話しを聞く専門家でも、このひとつめの人の人生の話をしっかりと聞くことができずに、早急に要約的な共感の言葉を使い、人の話を終わらせてしまうことがあります。ぜひとも読者の方々もこの点は心して臨んでください。

時に、人は語ったことに対して、相手の安易な共感的な言葉を必要としません。今まで語る機会を与えられていなかった人生の経験について、話す機会を提供され、そのことをしっかりと聞いてもらうことこそが重要なのです。この側面のストーリーを聞くときに、ナラティヴ・アプローチではひとつの提案をしています。それは、外在化する会話法というものです。

外在化する会話法では、誰かを名指しで責めるような語りに招き入れるのではなく、問題そのものを比喩的に扱い、時には擬人化して、問題そのものがさまざまな影響を与えているというかたちでその人の経験を語ってもらいます。このときに、その問題を誰がつくり出したのかという原因の話をしないことにも注意します。世の中には、どもりのように原因不明なものがあるのです。そして、原因はともかくその問題が存在している以上、すべての人々がその影響を受けているという姿勢から話をしていきます。実際にどのように話をするのかは、後に詳しく述べます。

ふたつめの側面は、次の段階の話で、人のアイデンティティに関する重要な話を聞いていくことです。その人が、その人を苦しめた苦難や苦悩に対して、どのように反応してきたのかです。四苦八苦しながらでもどのように対処してきたのか、その人がその問題に全面的に支配されるにいたらなかった領域、苦境のなかで支えてくれた人やもの、などについて語ってもらうのです。ここで、その人の人生をその人が主人公として登場している冒険小説であるとみなしてみましょう。主人公は、その旅路のなかで、いろいろな苦境に遭遇していきます。苦境によって主人公はたいへん苦しみ、追い詰められていきます。読者である私たちは、その主人公が苦境を乗り越えることを期待するでしょう。それも、主人公がいかにして自身の力や能力、そして技術を使い、そしてほかの人々やものに助けられてその苦境を乗り越えていくかに興味をもつでしょう。

私たちが興味をもつ物語は、これから乗り越えることが多々待ちかまえているもの（予期不安）ではなく、これまでも多くのことを乗り越えてきたことを示すものです。冒険小説にたとえるならば、これから待ちかまえている冒険ではなく、これまでにすでに乗り越えてきた主人公の話です。それは、ひとつめの側面の話をまったく別の視点から語り直してもらうことにつながります。聞くに堪えないような話であっても、ナラティヴ・アプローチを身につけていくと、後にこの話に招いていけることができると知っているので、つらい話もしっかりと聞き続けることができます。この側面の語りを、ナラティヴ・アプローチでは再著述する会話と呼びます。

その問題に支配され、その問題によって人生の方向を決められているような状況にはまり込んでしまった人にとっては、どものことをどのように語っていいのかわからない状況もあります。この再著述する会話は、そのような人たちにとって、どもることによって現在の、そして将来の可能性を垣間見ることすらできない人にとって、大きな救いとなるのです。

ここで描写されたその人のストーリーは、「どもり」が主題からはずれていき、その人の人となり、個性、独自の経験、自分の希望や夢などが前面に出てくるということです。その人が自分に対して所有する自分像が、まったく異なるということを意味します。そこにあるのは、その人の「豊かな（厚い）描写」であり、「どもる人」というように要約して理解されてしまうような「薄い描写」ではなくなっているのです。このような語りによって、ナラティヴ・アプローチでは「どもりを完全に乗り越えた」というような人物像を浮きあがらせたいのではありません。どもりという状態は、場合によって不便を感じるものですし、話す場所や人によっては、その存在感を大いに感じ、どもることがつらいと思うこともあるでしょう。人としてこれは当然のこととして認めたいのです。そのような人間味のあるところをめざすことの重要性を認めたいのです。

2　外在化する会話法（マップ1）

外在化する会話法の効果

日常的な言葉の使い方は、誰かに責任があるかのように作用してしまうことがあります。たとえば、「どうしたの？」「どうして？」とたずねられただけでは、返事をする立場に立ってみると、自分の責任を感じながら話さなくてはならない状況が多々あります。事の顛末に対し、自分の責任や非を認めながら話すことは、自分という存在に対して結論を導くことにつながります。

現代社会では、たとえば「会社に行けない」は、ただ単に行けないということを意味しません。そのようなことをするもの、そのようになるものは、どのような人であるのかという、社会文化的な意味合いに照らし合わせて、苦しむことになるのです。自分が悪いという結論は、思考停止を招きます。なぜなら、そこから導かれる解決策は、自明だからです。ただ「自分がもっとがんばるしかない」のです。そのような語りは、偏っており、たとえどんなに語ったとしても、その人が遭遇している状況が豊かに描写されているとはいいがたいでしょう。

ナラティヴ・アプローチでは、「『何』があなたにそのようにさせてしまうのでしょうか？」「『どもること』は、あなたの人生にどのように影響を及ぼしてきたのでしょうか」というような、外的な要因が作用して、その人の行動、考え、思いなどに影響を及ぼしているという視点から語ってもらいます。ショーナ・ラッセルとマギー・ケアリーが述べているように、この視点から語れることは、当事者に安堵感をもたらします。

外在化する会話にはどんな影響があるのか

私たちが仕事をした相手から、どんな影響があったかをたずねてもっともよく返ってくる答えは、安堵感です。自分たちが問題なのではないこと、自分たちについての別のストーリー、つまり問題の影響によって視界をさえぎられていた人生の別の側面に触れる方法があることを知った、安堵の念なのでしょう。外在化する会話は、人々の人生において問題を「脱中心化」します。これは、問題ないし人々を困らせているものと人々の間に、空間が創造されるということです。ある人が自分自身を「役立たず」だと理解していたのが、今やその代わりに「役立たなさ」が自分の人生を支配するにいたったのだと理解するのです。それには歴史があり、その影響から人生を取り戻すチャンスさえあることも、理解されるのです（Russel & Carey, 2004, 邦訳一二三－一二四頁）。

自分の話し方の特徴を表現する言葉

本人とその人の話し方の特徴について話していく際に、どのような言葉で話すことが、その人の語りに大切なのかにも気を配る必要があります。「吃音」あるいは「どもり」という言葉は古くから存在するにもかかわらず、多くの人が、それがどのようなことであるのかを理解していない場合が多々あります。つまり、子どもが話し方に特徴があるにもかかわらず、それをなんと呼んでいいのかわかっていない場合もあります。そのようなときには、「どもり」「吃音」という言葉をできるだけていねいに説明して、相手が自分の状態を語るために利用できる言葉を提示することも必要になるときがあります。これは、その言葉の由来、どもるとはどのようなことを示すのかについてできるだけ詳しく伝えることによって、成しとげることができます。自分の話し方に、しっかりとした名称が与えられることは、自分の状態を語れるようになるという点において、たいへん重要なことなのです。

ところが、同じ名称でも、このように情報をていねいに説明されたうえで与えられたのではなく、その人の話し方に対する蔑称として提示されてきた場合には、そのような言葉に対して感情的に反応を示すことがあります。その場合には、その人が感情的な反応が誘発されない表現で対話を続ける必要があります。その際に、感情的な反応を引き起こす由来についても話を聞いておくことは、その人が歩んできた経験を理解し、認めることにつながります。そのような話を共有しておくことは、私たちとその人との関係性をより大切なものとしてくれるでしょう。このようなことをふまえていくと、次のような言葉かけが考えられます。ここのすべての質問を毎回使うというのではなく、その場の状況に合わせて使い分ける、あるいは、適宜組み合わせて利用する必要があります。また、ここでの質問にとらわれる必要もありませんので、自分であるいは仲間と異なった質問を検討してみてください。

自分の話し方について、言われたくない、言われるのが少しつらいような表現がありますか？

「どもり」と呼ばれる前には、その状態をなんと表現していたのでしょうか？

「吃音」という名称は、君にとってしっくりくる表現ですか？　何のことか感覚的にわかりますか？

今、君が悩んでいるものをなんと呼んだらいいでしょうか？

一般的な表現ではなく、君にしっくりくりする言葉を使いたいのだけれど、この話し方をどう表現したらいいでしょうか？

うまく表現する言葉が見つからないのであれば、「その言い方」とか「言葉のつまり」みたいな表現でもいいとすれば、何かあるでしょうか？

時に、会話の場面で、相手の言葉を自分が知っている言葉に置き換えてしまうことがあります。言葉はその人の歩んできた歴史に密接に関係しています。安易に言葉を変更することは、その人が歩んできた経験に対して、敬意を示していることにはなりません。人は自分が語る言葉が安易に変更されてしまうとき、その変更された言葉が何を意味しているのかに気をとられて、思考が次に進まず、そこで立ち往生してしまうこともあります。相手と真摯に向き合うとは、相手が使う言葉を尊重することから始まるのです。

このようなやりとり、そして、これ以降のアプローチをつうじて、しっかりと取り組むべきことは、「どもり」という言葉を回避し、別の言葉を生成するということではありません。たとえば、「学校恐怖」から「学校拒否」そして「不登校」に表現を変えたところで、社会文化的に維持される意味づけ、つまり「いけないこと」ということにたいして取り組んでいることにはなりません。吃音のことについていえば、「どもる」ことに付随する「恥ずかしいこと」などといった側面に取り組む必要があるということです。それが「恥ずかしいこと」という意味づけから離れるように話していくことが肝要となります。ところが、「どもり」という言葉にネガティヴな印象しかもてずに話すと、相手もそのように受け取ってしまうので、どもりに取り組む際には、どもりについて偏った否定的な考え方だけに留まっていないだろうかと自問自答する必要があります。

そして、「どもり」をめぐる意味づけに多様性が生じるとき、そこに取り組みやすさや希望が生じるのです。なぜならば、否定的な意味合いだけをもたない問題は、強固な「問題」ではなくなるからです。「吃音」「どもり」という表現自体は、特徴のある話し方を表現するための言葉として今後も必要となるでしょう。ところが、その現象を伝える言葉に否定的な意味がなければ、どもって話していたとしても、悩みにくくなります。

ここで結論じみたことを述べてしまいますが、ナラティヴ・アプローチを通じて取り組むのは、社会文化的に維持されている、つまり支配的なディスコースが提示する「恥ずかしいこと」という「どもり」を、当事者たちにとって好ましい意味合いも有する「どもり」となるようにすることです。同じ言葉でありながら、まったく異なる意味合いが生じるように働きかけるのです。その文脈に置いてこそ、次章で紹介するように、それぞれのナラティヴが変わる可能性があるということです。その文脈は「私はどもりで良かった」と思えるように支援してくれるということなのでしょう。

問題を擬人化する

問題を外在化して語っていく際に、その問題をあたかも擬人化された存在であるかのように扱うことで、語りやすくなることがあります。とくに、子どもとの取り組みにおいて、問題を擬人化することは大きな安堵感をもたらします。それは2章でも示したように、どもりにニックネームをつけたりすることです。どのようなニックネームにすればいいのかという点においては、とくに決まり事はありません。肝腎なのは、その当事者が自分で考えたものを採用することです。これを、相手のうまい表現が出るまで待ち続けるような姿勢であると、時に勘違いする人がいるかもしれませんが、そうではありません。このようなことを以前に考えたことがないときには、どのような表現があり得るのかを見つけるのにヒントが必要となります。そこでは、「○○と呼ぶことができそうな気がするのだけれど、君はほかに何かよさそうな表現は思いつくかな?」というようなやりとりを必要とするのです。

また名称は、「仮称」として会話を進めることができます。話を進めることによって、自分を苦しめている、あるいは悩ませていることに対する理解が深まるため、そのときに初めて、しっくりくる名称を考えられることもあるのです。そのため会話を始める前から、その名称を確定する必要はないのです。もう一つ注意するのは問題そのものの名称を考えることであり、誰かに対する非難や中傷を示す名称にしないということです。ナラティヴ・アプローチでは、誰も名指しで非難しないという姿勢をもっていることを思い出してください。もし、相手がそのような表現を使ったのであれば、やんわりとほかの表現もないかどうか促し、一緒に探してください。

日本語では、名詞のすぐ後ろに「くん」「さん」「ちゃん」などをつけることによって、容易に擬人化することができます。たとえば、「どもりくん」「どもりちゃん」「どもりん」「どもちゃん」などです。対象にこのような名称が与えられると、そのことに対しての語りやすさが異なってきます。時に、劇的にちがいを感じられることもあるでしょう。このような名称を用いて、当事者が今まで苦しんでいた体験を語るために、次のような質問が可能になります。


「どもりん」は、いったいあなたの人生にどのような影響を与えてきたのですか？

「どもちゃん」は、いったいどのようなときに、活躍してしまうの？

「どもちゃん」は、どんなやり方であなたを追い詰めていくのでしょう？

「どもりん」はほかに何か仲間がいるのかな？　一緒に君の人生に影響を与えているような？

「どもりくん」は、あなたをどのようにしてしまうのだろう？

「どもりくん」は、あなたの今後について、なんて言ってきていると思う？


ナラティヴ・アプローチでは、決まりきった質問があるのではなく、その場に応じて、使い分けていく必要があります。これらの質問を順にたずねていくのではなく、このような質問に触発されて、相手が自分のことを自分の言葉で語り始める話をしっかりと聞くことが必要になります。質問をすべてすることが重要なのではなく、このような質問から会話を続けていくこと、そして、その人が今まで語る機会がなかった話に招き入れていくことが大切になるのです。

問題の外在化だけではない、外在化する会話

外在化する会話とは、問題を外在化するだけではなく、会話の場面でさまざまに利用することができます。外在化する会話に熟練してくると、すべてのやりとりを外在化する方法で進めることも可能になります。例をあげながら説明してみましょう。

「国語の授業で、音読するときに、どうしても言葉がでてこなかったんです」と、相手が語ったとしましょう。そのときに日常の会話のなかでは、「つらかったね」などといいたくなります。また、問題の外在化だけでは、この会話に返すことができません。なぜならば、相手の発語のなかに、先ほど述べた擬人化された問題について触れられていないので、こちらから唐突にもち出すことができにくいからです。このような場合、相手の発語のなかで、重要なポイントを外在化する対象として扱い、質問形式にして相手に返すことができます。

「言葉がでないこと」は、君にどんな影響を与えたのだろう？

「その時のこと」は、国語の授業に対する気持ちをどのように変えてしまったのだろうか？
「音読するときに言葉がでなかったこと」は、君の学校生活にどんな影響を与えてしまったのだろうか？
「その時のこと」は、君のなかにどのようなかたちで残っているのだろうか？

一見、漠然とした質問のように思うかもしれませんが、質問を受けてみると、何でも話していいというような気持ちになります。そのため、比較的相手が語ってくれる確率が高まります。ただ、出来合いの、つまりありふれた言葉で返すことができないので、返事に時間がかかります。

ナラティヴ・アプローチの質問を使い始めて、相手が大切なことを考え始めているのに、それを待てずにまた話し始めて、相手の思考を途中で中断させてしまうことがあります。しっかりと相手が表現できるまで待つことが大切になります。また注意しなければいけないことは、相手は今まで考えていなかったようなことを、「今」思いつく言葉で表現しただけで、それを、その人の真意であると、のっけから受け取らないことです。それはできたてほやほやの表現なので、そこからどのように話が展開されるのかに興味をもって話を続けます。大切な点は話の落ちに早くたどり着くことではありません。そうではなく、子どもと話を続けていくことです。

外在化する会話における主語のつくり方

外在化する会話法は、実際に続けるのは練習が必要となりますが、やり方としてはたいへんシンプルなものです。何かの対象を見つけて、それを主語に据えて、質問形式の文章にすることです。たとえば、「どうしてそう感じるの？」から「何がそう感じさせるの？」、または「どうして言葉がでなかったんだろうね？」から「言葉がでないことは、あなたにどのような影響を与えてしまったのだろう？」に変更することで、外在化する会話にすることができます。外在化する会話にしたほうが、通常の、ふだん私たちが用いる会話のパターンよりも、より多様なパターンをもてることができます。何を主語にもっていくのかについても複数の選択肢がありますし、主語が変わることによって、その後に続く述語も多様化できます。

外在化する会話にいろいろなやりようがあることに対して、戸惑う人もいるかもしれません。昨今、方法論としてシンプルで、わかりやすいほうが好まれます。多様であることは、どれがベストかわからないということでもあります。しかし、どもる子どもたちとの会話において、親や教師、言語聴覚士のような最前線で対応している人たちが直面している課題は、相手との会話を続けるための、言葉の持ち駒がないということです。つまり、話しかけるほうがどのように話しかけていいのかわからず、言葉に詰まり、その肝腎なことを話すのを回避するようになってしまうという事態です。ナラティヴ・アプローチでは、正解の、あるいは最善の外在化する会話があるとは想定しません。そうではなく、社会の常識的な、つまりはありふれた会話によって、機会を奪われていた種類の語りを、そこから前面に出すことを目的としているのです。

外在化する会話法でどのように主語を置き換えることができるのか検討してみます。まず、相手の語りのなかに含まれている要素を取り出すことができます。先ほどの例「国語の授業で、音読するときに、どうしても言葉が出てこなかったんです」のなかには、いくつかの要素が含まれています。場所のこと（国語の授業）、場面（音読）、その人の努力（どうしても）、ことの顛末（言葉が出てこなかった）というような側面を読み取ることができます。これらすべてが、私たちが次に投げかける質問の主語となり得るのです。それぞれについて例を考えてみましょう。


「国語の授業」というのは、あなたにとってどのような場所なのですか？

「国語の授業」で「言葉が出ない」のは、どのようにしんどいものなのでしょうか？

「音読」って、君にとってはどのようなものなのですか？

「音読」を今までどのようにしてきたのですか？

「どうしても」と言われましたが、そこでどの程度努力したのか少し教えてもらえますか？

「どうしても」と言いたくなっている気持ちについて、もう少し教えてもらえないでしょうか？

「言葉が出てこなかった」ことは、あなたにどのような影響を与えていたでしょうか？


主語に何かを据えると、その主語に見合った、述語を考えることができます。ですので、外在化する会話に慣れるために、まず主語を書き出し、その後にどのように言葉をつなげるのか検討してみましょう。これは、一人ではなく、誰かと一緒にしたほうが楽しく、生産的です。

人の言葉を主語に据えるときに、人が使った名詞（国語の授業や音読）だけでなく、動詞も利用できます。そのときには、「こと」をつけることによって名詞化できるのです。英語の文法に慣れている人であれば、動詞を動名詞にすることであると理解することができるでしょう。動名詞とは、動詞（たとえば、stutter「どもる」）に、ingをつけて名詞扱いすることです（stuttering「どもること・どもり」）。つまり、「言葉が出てこなかった」と聞けば、「言葉が出てこなかったこと」として、返すことができるということです。

あるいは、「その『言葉が出ない』は、君にどれほどのショックを与えたのですか？」と、「言葉」の前に「その」「この」「あの」をつけることも可能です。時に、相手の表現が非常に多岐にわたっており、ひとつひとつのことをとりあげるよりも、全体として扱ったほうがいい場合があります。その場合には、相手の状況を全体として扱い、「その時のこと」「どの状況」「その出来事」というかたちで相手に返して、語ってもらうこともできます。また、相手の語りのなかで、フレーズとして大切なものが出てきた場合には、その全部をひっくるめて外在化することもできます。

たとえば、「いつも私クヨクヨしてしまうのです」は「『いつもクヨクヨすること』は……？」として、「やっぱりダメなんです」は「その『やっぱりダメなんです』は……？」として、「なんで、わたしっていつもこうなってしまうんでしょう」は「その『なんで、わたしっていつもこうなってしまうんでしょう』は……？」として、外在化する会話に使うことができます。

手始めとしてこのぐらいを知っていると、外在化する会話を続けていくことができます。肝腎な点は、誰かに責任をかぶせるような視点からではなく、外在化という視点によって、その人のこれまでの経験をしっかりと描写することです。その語りは、その人自身の個人的な経験をしっかりと反映させることになるのです。

3　再著述する会話法（マップ2）

再著述する会話法の方向性

ひとつめのストーリーラインが十分に語られてから、ナラティヴ・アプローチでは、相手に語りのモードを変えてもらいます。このモードの変更は、ひとつめの物語がしっかりと語られ、認証を受けてからのことになります。そのモードとは、いかにして問題からの影響を受けてきたのかという話ではなく、いままでどのようにして問題に対して影響を与えることができてきたのかという話です。今まではその当事者は、問題からの被害者であり、なすがままにされるほかなかったような話が語られてきた可能性が高いでしょう。しかし、そのような話を別の側面から読みほどくことも可能になります。それは、本人がそのことに対してどのように取り組んできたのかということをしっかりと語ってもらうことです。人は成果のないもの、結果がともなわないものに対する努力に対して、正当な評価をすることはできません。

たとえば、「今までどもるのを恐れながらも何とか授業にいき、あてられても逃げることなく、どもったとしても、その場に居続けたということ」に対して、その人自身がその価値について、その大変さについて、その立派さに対して、認証することは難しいでしょう。それが評価に値するものであると、私たちが住んでいる社会文化的な規範のなかでは気づかせてくれないのです。ナラティヴ・アプローチでは、そのことについて、先ほど説明したような質問で、本人の行動の意味をしっかりと認証していきます。

「どもって話せなかったらダメ」とするのではなく、人として、そのことに向かい合ったということに対して、私たちは証人の役割をとることができるのです。つまり、それは正当に評価されるに値するものであると、認めるためには、そのことについてしっかりと語ってもらう必要があるというわけです。ところが、自身がそのことの価値を見出せない以上、自らそのことを話し始めるとは、あまり期待できません。そこには、今までのその人の歩みのなかで、積極的にそのような話を語ってもらうように、促し、励ます他者が必要なのです。

再著述する会話への糸口

外在化する会話法で、今までの経験をしっかりと語ってもらうと、再著述する会話に入っていくための糸口も同時に語ってくれることも少なくありません。本人がいかに問題の影響を受けながら生きてきたのかというプロットにそって話を聞くことから、そのような圧倒的な影響を受けながらどのようにして、自分の人生をやりくりしてきたのだろうか、日々の生活をこなしてきたのだろうか、人間関係をどのように対応してきたのだろうか、というプロットにそって、眺めることが可能となります。それは、徐々にそのようなモードへ変更されることもありますが、変更を促すための質問によってそのモードに変更することも可能です。

いままで「どもりん」が、あなたの人生にどのように影響を及ぼしてきたのかという話をお聞きしましたが、そのようななかであなたは日々の生活をどうやりくりしてきたのですか？

まだしっかりと理解しないといけないところがあると思うのですが、今まで話を聞いて、「どもり」があったとしてもどのようにして学校生活をこなしてきたのですか？

先ほどご両親の話をしてもらいましたが、どもりがあったとしても、両親が治すとか治さないとかにこだわらなかったのは、どういうことなのだろうか、少し教えてもらえないでしょうか？

どもっても大丈夫な友だちがいると教えてくれましたが、それはどうして可能なのか教えてもらえないでしょうか？

このような質問から理解できるかもしれませんが、話を聞こうとしている話の質が、先ほどのものとはまったく異なります。自分が歩んできた歴史を、別の視点から語り直すようになっていくのです。このような質問が当事者を誘おうとしているのは、「どもりがあるから」という物語ではなく、「どもりがあっても」という物語です。このときに、その「どもりがあっても」という物語をこちらが押しつけないことがたいへん重要なことになります。

こちらが押しつけがちな「どもりがあっても」という物語は、実にありふれた、社会一般的な通説に照らし合わせたようなストーリーへの書き換えになります。たとえば、どもりがあったとしても、勉強ができるからとか、スポーツができるからとか、立派な両親をもっているからとか、いくらでも可能性をあげることができます。つまりは、どもりについて社会文化的に支配的になっているストーリーを、同じように社会文化的な別の支配的なストーリーで、書き換えようとする試みになるのです。両方とも、今まで述べてきたように、その人の独自の歩み、経験、理解、思い、希望などが、置き去りにされてしまうということです。

こちらの姿勢としては、どもりが圧倒的な存在感をもってその人の人生に影響力をもってきたにもかかわらず、その人がそこに全面的に降伏しなかった点について、なぜそうならなかったのかを語ってもらうことです。そのような点は、圧倒的な存在感をもつどもりがあったとしても、いくらでも見出すことができます。なぜならば、「力関係ができるやいなや、抵抗への可能性が生じる」とフランスの哲学者ミッシェル・フーコーが述べているように、人々はそのことに日々抵抗しながら、何とかやりくりしながら生きているからです。そして、そのなかのいくつかは成功しているということです。ナラティヴ・アプローチは、世間一般的な評価方法でこの人の人生を見ようとしているのではありません。一般的には認められてこなかったことに対する証人となりたいのです。ですので、本人自身だけではけっして評価につながらないところを見出し、そこについて語ってもらうように促したいのです。

外在化する会話の再登場

ここで、自分のことを語ることについての難しさについて検討する必要もあります。通常、自分たちのことを語る場合、反省という視点で語ることはよくあることであり、慣れ親しんでいます。つまり、自分がいたらなかったところや改善すべきところなどについて語ることです。

また何か賞などをとって、賞賛に値することがあったとしても、それを自分だけの業績として語ることもなかなかできません。この場合には、「誰かのおかげ」というプロットにそって語りたくなります。要は、自分を良く言うということは、私たちにとって実に語りにくいことです。そのようななかで、再著述する会話では、その人が今まで取り組んできたこと、やろうとしてきたこと、もち続けている希望や夢などを語ってもらうことに招こうとしています。ここでいくつかの工夫が必要になります。それは、ここでも外在化する会話が利用できるということです。

外在化されるのは、問題だけではありません。内在化されていることの多い（つまり、あたかも個人の内面、ないし個人に特有のものであるかのように見られやすい）、「力強さ」、「自信」、「自己評価」のような個人的特質も、ナラティヴ・セラピーの会話では外在化されます（Russell & Carey, 2004 邦訳一七頁）。

「再著述する会話への糸口」で述べた質問も、外在化の形式をとっているのが理解できると思います。「どもり」がどのようにしてあなたに影響を与えていたのかという物語を語るのと同じように、「どもり」があるにもかかわらず、どのようにしてその影響力を回避、または（一部でも）はねのけることができたのだろうかという物語を語るときに利用できるのです。

「いつどもるかわからないという不安」がそこまで大きいのにもかかわらず、どうして国語の授業に出ることができたのでしょうか？

「自分の話し方について友だちに説明したことがあった」ということですが、「そのこと」は、君のどのような側面について物語っているのでしょうか？　そのように正直に話せる人はどのような人なのだろうかと思っているのですが、少し教えてもらえないでしょうか？

「気になる授業を何とかやり終えた」ということですが、そこには、どのような努力、計画、あるいは協力があったのか、少し教えてもらえないでしょうか？

「行為の風景」と「アイデンティティの風景」

人をめぐっての語りをより豊かなものにするために、ナラティヴ・アプローチでは、対になっているふたつの描写に注目します。ひとつは「行為の風景」、もうひとつは「アイデンティティの風景」と呼ばれます。

ブルーナーは、文芸理論家であるグレマスとコルテス（Griemas & Courtes, 1976）から大いに借用して、ストーリーは主にふたつの風景──「行為の風景」と「意識の風景」から構成されていると提案した。行為の風景とは、ストーリーの「題材」であり、プロットを構成する一連の出来事と基本的テーマである。意識の風景は、「その行為にかかわる人びとの知っていること、考えていること、感じていること、ないしは知らないこと、考えていないこと、感じていないこと」から成る（Bruner, 1986）。この風景は、ストーリーの主役たちの意識をとりあげており、行為の風景の出来事からのリフレクションから成るところが大きい。つまり、こうした出来事への彼らの意味づけや、こうした出来事をかたちづくっている意図や目的についての彼らの推理、そしてこうした出来事に照らし合わせての、ほかの主役の性格やアイデンティティについての彼らの結論から大いに構成されているのである（White, 2007 邦訳六六－六七頁）。

「行為の風景」とは、行動したこと、態度に示したこと、考えたこと、やろうとしたこと、思いついたこと、あえて行動しなかったこと、あえて態度に示さなかったこと、あえて感じなかったこと、あえて考えなかったこと、などです。つまりは、具体的な行動を描写していくことにつながります。こちらは日常の会話の中で普通にやりとりされる側面です。ナラティヴ・アプローチでは、行為に対して、その行為の意味するところを語ってもらうように促します。その側面を「意識の風景」というのです。マイケル・ホワイトは、「意識の風景」を「意味の風景」そして「アイデンティティの風景」

と発展させていきました。現在は「意識の風景」を「アイデンティティの風景」ということが多くなっています。アイデンティティの風景とはどのようなものかについては、次のような質問から導かれる語りから生まれるものであると理解していいでしょう。


その行為は、あなたにとってどのような意味があったのでしょうか？

その行為は、いったいどこから来たのだと思いますか？

その行為は、いったいどのような歴史的変遷を経て、あなたができるようになっているのでしょう？

その行為は、誰の貢献によっていると思いますか？　その貢献とは一体何なのでしょう？

その行為は、あなたが進もうとしている方向性について何を示唆していると思いますか？

その行為は、あなたが価値を置いているものについて何を物語っているのでしょうか？

その行為は、あなたにとって、何を象徴しているのでしょうか？　何と呼べるものでしょう？


人にその人のことを語ってもらう際に、このような「アイデンティティの風景」のところまではなかなかいたらないことが多いと思います。ナラティヴ・アプローチに取り組んでいく際には、単にしたこと（行為の風景）に留まらずに、もう一歩ふみ込んで描写することが必要になります。

この風景で描写されるものは、それぞれ本当に異なりますし、その都度、聞いているものの感動を呼び起こすようなものとなるのです。人とかかわる際に、この領域のことを知ることができる喜びを、ナラティヴ・アプローチを通じてぜひ感じてほしいと願っています。

他者の視点からこそ語りえること

自分で自分のことをよく言うことの難しさについては先ほど述べました。ナラティヴ・アプローチでは、その人の人となり（アイデンティティ）についてしっかりと語ってもらうために、他者の視点を利用します。自分では、自分の立場から語れないことも、他者の立場から語ることができる場合があります。たとえば、その人が取り組んできたこと、つぎ込んできた努力などについて、たいへん興味深い話が出てきたとすれば、そのことについて、その人にとって一番大切な他者が何と言うだろうか、という問いかけをするということです。

マイケル・ホワイトは、実に興味深い質問をつくりあげました。それは、「そのことを聞いて一番驚かない人は誰だろうか？」という質問です。つまり、その人が努力してきたこと、抵抗してきたこと、成しとげたことを聞いても、驚かない人というのは、その当事者がそのようなことができる人であると「以前から知っている人」です。ですので、その人はどうして驚かないのかという質問を投げかけることができるわけです。その人は、いま生きている人、接触のある人にかぎる必要はありません。亡くなった人、以前の教員、古い友人などでもいいですし、人が見つからない場合には、その人が大切にしているぬいぐるみなどのものでもかまわないのです。

また、もしこの質問で誰も何も出てこないとしても、その意味することは、その人は誰もが驚くようなことをしたということになります。そのため、次のように質問をつなげることができます。「誰もが驚くようなことをしたと言うことだとすれば、このことのどこがそれほどの驚きを人に与えると思うでしょうか？」「誰にとっても驚きなことをできた君は、どういう人なのだろうか？」などです。

実際に、その当事者に、他者になってもらって質問に答えてもらうこともできます。「今、このことを一番知っているのは、君の友人だということですが、その人になって私の質問に答えてもらえないでしょうか？」。そして、ナラティヴ・アプローチでは、アウトサイダーウィットネスという方法も考えています。その手順ですが、一般的ではないものの、やり方はそれほど複雑ではありません。まず、その当事者のために選ばれた人々の前で、ナラティヴ・アプローチのインタビューを受けてもらいます。その後、そこで語られたストーリーを聞いて、どのように受け取り、どのように自分の心に響いたのかについて、三〜四名程度のグループで語り合ってもらうのです。このとき、その当事者は会話に加わりません。そのグループの会話を遠巻きから見て、聞いているのです。そのため、グループの会話のひとつひとつのやりとりに反応する必要もありません。ただ、グループ内の語りを、少し離れたところから聞いているだけです。その後、その当事者は、グループの語りをどのように聞いたのかについてインタビューを受けます。これは、リフレクティング・チームという手法と構造的には類似していますので、興味のある方はこちらも調べて見てください（矢原、二〇一六を参照）。

ここで重要な点は、人々が自分のことについて語ることというのは、自分にとってたいへん大きな意義をもつということです。自分だけが考えただけではとうてい思えなかったようなことでも、人がそのように思い、そのうえそのことに対して同調してくれる人が複数存在できると、自然とそのように思えるようになってきます。このような方法によって、その人のことをその人自身の立場からでは出てこない語りまで含めて語っていくのです。人は関係性のなかに生きています。ある特定の個人にかかわることは、その人のことだけに留まりません。他者の存在が不可欠な要素として理解されるべきなのです。再著述する会話における他者は、批判者ではありません。それは、その人の人生の経験を承認するための証人として登場願うというわけです。つまり、次に述べるようなコミュニティの存在が必要となるのです。

4　関心を分かち合うコミュニティ

日本語の「当事者」という言葉は素晴らしいと思っています。英語ではこのニュアンスを伝える言葉がありません。利用者（ユーザー）という言葉を使ったりしていますが、この時点ですでにある種の専門サービスを利用する人という含みがあるので、受益者という立場の域を出ません。つまり、主体性のある存在であるという含みを与えることができないのです。専門家が当事者から学ばなければならないという姿勢は、今、さまざまな領域で起こっていることです。そして、それが今後のいろいろなところで広がらなければならないこととして語られはじめているのです。

私は、『精神病と統合失調症の新しい理解』という本を訳して出版しました。これは、英国心理学会・臨床心理学部門が二〇一四年十一月に公開した報告書の全訳です（Cooke, 2014）。本書のなかで、「精神病」あるいは「統合失調症」という概念がいかに当事者を社会的弱者へと追いやり、そのことがさまざまな弊害をもたらしてきたかが指摘されています。また、「統合失調症」という診断名がいかにあやふやなものかについても指摘しています。このような告発的な内容の報告書が、英国心理学会の統一見解として出版されたことの意義は大きいと見ています。

この報告書にくみ取れる姿勢は、専門家の理解様式を押しつけるのではなく、専門家が当事者から学ぶことの重要性です。専門家の理解は、当事者が自分のこととして実体験して学びとったことによる裏づけが反映されなければならない、ということでしょう。これが今、さまざまな領域で起こることが期待されているパラダイムシフトなのです。

当事者グループは、専門家が独自につくりあげた便宜上の説明概念に身を委ねるのではなく、自分たちの多様な実体験を提示し、本当に必要なこととは何であるかを提示することが求められるでしょう。当事者グループの声は、小さなものとしてしか存在できないように感じるかもしれません。専門家によって無視されてしまうと感じるかもしれません。その声がどもりを取り巻く環境に変化をもたらすことはないかもしれないと感じるかもしれません。しかし、当事者のグループがその小さな声を封じ込めるとき、専門家の声が支配的になるとき、モノトーンの世界をつくってしまうことになります。この景色から生まれるアイデンティティは、あまり希望をもたらしてくれそうにありません。専門家のつくりあげる問題のアイデンティティは、その問題がいかに問題として大きいものであるかを強調するだけで、それでも豊かな人生を送ることは可能なのだということを見出してはくれないのです。興味深いことに、診断名に忠実になればなるほど、その診断名にはまり、抜けられないことになるのです。

社会文化的な常識となってしまった、支配的なディスコースに立ち向かうのは簡単なことではありません。しかし、支配的なディスコースからの影響を回避する場をつくるのは、実は難しいことではありません。このような場は、通常当事者たちのグループに見出すことができます。当事者たちが、自分たち自身のことを受け入れ、そこで支配的なディスコースが提供しない意味合いを新たに生み出すことができるのです。その場が生じていることを私たちが決して軽視してはいけないのだ、というのが私の信念です。ナラティヴ・アプローチが大切にしていることは、立場上、語る機会を与えられない人びとの声に積極的に耳を澄ましていくことです。そのためには、積極的に問いかけていく必要があります。

ここで「声」とは、支配的なディスコースが主張する「常識」「あたりまえ」をそのまま繰り返すようなものではなく、その人自身が体験したなかからの思い、考えなどなのです。そして、どもる人たちに対しては、もうひとつの「声」を取り戻す必要があると気づきました。どもりがあると言うことで、その人本来の話し方を否定され、矯正されてきたという事実を目のあたりにするとき、その人の「声」とは、もはや比喩的なものではなく、実際の「声」のことだと気づいたのです。どもる話し方がその人の話し方である以上、しっかりと「どもる声」をもって、語ってもらうことが重要になるということです。

参考文献

Bruner, J.（1986）. *Actual minds, possible worlds.* Cambridge: Harvard University Press. 田中一彦（訳）『可能世界の心理』みすず書房、一九九〇年

Cooke, A.（Ed.）（2014）. *Understanding psychosis and schizophrenia.* British Psychological Society, Division of Clinical Psychology. 国重浩一・バーナード紫（訳）『精神病と統合失調症の新しい理解——地域ケアとリカバリーを支える心理学』北大路書房、二〇一六年

Griemas, A. & Courtes, J.（1976）. The cognitive dimension of narrative discourse. *New Literary History, 7,* 433-447.

Russell, S. & Carey, M.（2004）. *Narrative therapy: Responding to your questions.* Adelaide: Dulwich Centre Publications. 小森康永・奥野　光（訳）『ナラティヴ・セラピーみんなのQ＆A』金剛出版、二〇〇六年

White, M.（2007）. *Maps of narrative practice.* New York: W. W. Norton. 小森康永（訳）『ナラティヴ実践地図』金剛出版、二〇〇九年

矢原隆行『リフレクティング——会話についての会話という方法』ナカニシヤ出版、二〇一六年

4章
それぞれのナラティヴが変わる

伊藤伸二
阿部莉菜
藤岡千恵
山本直美
スキャットマン・ジョン
デイヴィッド・ミッチェル
藤堂雅貴
佐々木和子
渡辺光将
森田昌昭
野原　信
平良　和
池上久美子
髙木浩明
国重浩一

どもる子どもやどもる大人、どもる子どもにかかわる親、ことばの教室の担当者、言語聴覚士のナラティヴが変わっていく体験を、作文やインタビューで紹介します。ナラティヴが変わる契機は、さまざまです。人との出会い、できごとやことばとの出会いで、劇的な変化をする人もいれば、体験を通して少しずつ変わっていく人もいます。変化には相互作用があります。子どもの変化で、親やことばの教室の担当者や言語聴覚士が変わるなどの循環がみられます。

1　どもる子どものナラティヴが変わる――学校に行けなかった莉菜さん

伊藤伸二

二〇〇七年夏、小学六年生の阿部莉菜さんは、はじめて吃音親子サマーキャンプに参加しました。そのときの子どもたちの話し合いの様子と作文をまず紹介します。

りな　今、みんなの話を聞いていて私も話したくなりました。話してもいいですか。
子ども　もちろん、いいよ、聞きたい。
りな　私、今、学校に行っていないんです。みんなは、ちゃんと学校に行っているのに、私は六年生が始まってすぐ、学校へ行けなくなった。友だちもたくさんいて、勉強も好きなのに、どもることをいろいろ言われてくやしくて。本当は、学校にすごく行きたいんです。
子ども　それはくやしいね。これまで、どもることでからかわれたことはなかったの？
りな　ずっとなかったのに、転校生が来てから。
子ども　転校生はどんな子なの？
りな　乱暴で、いつもいらいらしているような子。私のことが嫌いみたいで、「あっちに行って話せ」なんて言うこともある。

子ども　そんなとき、先生はどうしているの？
りな　やめなさいと、注意してくれるけれど、その子は平気みたいで、またすぐからかってくる。話すたびにしつこく真似をされると、話せなくなる。
子ども　からかわれたとき、りなちゃんは、どんなことを考えてたの？
りな　くやしいし、悲しい。なぜ私だけと思う。どもる自分が嫌いになる。
子ども　くやしいよね。でも、からかってくるのは、クラスのみんなじゃないんでしょ。
りな　みんなじゃない。転校生とあと二人くらいかなあ。
子ども　じゃ、ほかの子たちは、からかったりしないんだね。
りな　そう。昔からの友だちだから。でも、みんな、その転校生のことがこわいみたい。
子ども　そうか。そんなしょうもない転校生のために、大好きな学校に行けないのは損だね。
子ども　でも、りなちゃんは、すごくえらいと思うよ。僕たちは近くだからこのキャンプ（サマーキャンプ）に来たけど、宮城県ってすごく遠いでしょう。そんな遠いところから参加したのは、自分を変えたいと思ったからでしょう。学校へ行きたいという強い気持ちがあったから、このキャンプに来たんだよね。それって、すごいよ。

どもってもだいじょうぶ！

小学六年生　阿部莉菜

私は学校でしゃべることがとてもこわかったです。どうしてかというと、どもるから。しゃべっていて、どもってしまうと、みんなの視線が気になります。そして、なんだか「早くしてよ！」と言われそうで、とってもこわかったです。なんだかこどくに思えました。でも、サマーキャンプはちがいました。今年初めてサマーキャンプに来てみて、みんな私と同じで、どもっているんだ、私はひとりじゃないんだと思いました。そして、夕食後、同じ学年の人と話し合いがありました。そのときに思ったのは、みんな、前向きにがんばってるんだ、なのに私はどもりのことをひきずって、全然前向きに考えてなかった。そのとき、私は思いました。どもりを私のとくちょうにしちゃえばいいんだ。そのとき、キャンプに行く前にお父さんに言われたことを思い出しました。

「どもりもりっぱな、いい大人になるための、肥料なんだよ」。そうだ、どもりは私にとって大事なものなんだ。そういうことを昨日思いました。今日、朝起きたときは、気持ちが楽でした。まだサマーキャンプは始まったばかりだと思うけど、とても学校などでしゃべれる自信がつきました。

二〇〇七年八月、阿部莉菜さんは、宮城県女川町から家族四人で吃音親子サマーキャンプに参加しました。それまでの四か月は学校へ行けない苦しい日々を送っていました。

一日目の話し合いのとき、莉菜さんは、初めは顔がこわばり緊張していましたが、みんなが吃音について話すのを聞いて安心したのか、泣きながら、学校に行けなくてつらい思いを話しました。子どもたちは次々に質問し、それに答えるなかで莉菜さんは現状を整理できたようです。最後の男の子の「自分を変えたい、学校へ行きたいという強い思いがあるから」の発言は、ナラティヴ・アプローチでいう、「ユニークな結果（経験）」になったようで、莉菜さんの顔に初めて笑顔が生まれました。「学校へ行けていないだめな人間」から、「自分を変えようとしている活力ある人間」へと、ナラティヴが変わったようです。翌朝の作文教室で彼女は、「どもってもだいじょうぶ！」の作文を書きました。彼女は、キャンプが終わってすぐに学校に行くようになり、その後もキャンプに参加して、将来は、福祉の仕事に就きたいと明るく夢を語っていました。

ところが、二〇一一年三月十一日、四月から仙台の高校への入学が決まっていた莉菜さんは大きな津波に巻き込まれ、お母さんと一緒に逃げ遅れて亡くなりました。彼女が残してくれたこの作文は、私たちの宝となりました。彼女のことは決して忘れず、語り継いでいこうと思います。

2　どもる大人のナラティヴが変わる

世界は、変わる

藤岡千恵

一九九八年、保育士だった私は、話すことの多い毎日に行き詰まり、かなり前から知っていたものの、一歩踏み出せなかった大阪吃音教室を訪れた。最初の自己紹介で、吃音に悩んだ二十一年分の思いがあふれ、号泣した。そんな私を、参加していた人が温かく迎えてくれたが、吃音を受け入れたくなかった私は、方針がちがうと思い、すぐに行かなくなった。

それから七年間、私はどもりをごまかして、なんとか生きてきた。保育士を辞め、デザインの仕事に就き、電話や来客対応、取引先との会話など、話すことからは逃げられなかった。時々、不自然なしゃべり方を指摘されることもあったが、その都度必死にごまかしてきた。私はだんだんと苦しくなって心療内科を受診し、薬を処方された。薬を飲んでいれば気分は楽になるのだと自分に言い聞かせたが、楽になるどころか、しんどい気持ちは一向に晴れなかった。吃音の問題が自分の核心の部分だとはうすうす感じていた。「自分の核心部分に向き合わないままだと、私はこの先もずっとしんどいままで生きていくことになるだろう」と気がついた。そのとき、七年前に私を迎えてくれた仲間たちを思い出した。

七年のブランクを経て、再び大阪吃音教室を訪れた私は自己紹介でまた泣いた。どもりの苦しみをひとりで抱えていたことは、やはりとてもつらかったのだと思う。仲間の前でその思いを吐き出し、「あなたのこと覚えてるよ」「よく来たね」と迎えてもらい、私はどれほど心が救われたかわからない。そして、本当にゆっくりしたスピードで、私は変わり始めていくことになる。

吃音を必死にごまかしていた頃の私は、それはそれで精一杯生きていたのだが、ありのままの自分で生きる喜びを知らなかった。ごまかし、取り繕い、そういう姿勢がしみついていたと思う。長年かけて体にしみこんだものは、そう簡単にぬぐえない。行きつ戻りつしつつ、仲間の体験を聞き、吃音教室のあたたかい空間で、自分の世界を変えたくて、ほんの少し勇気をもち、家族や友人の前や会社などで、少しずつどもりを小出しにしていった。そのなかで、「あれ？　私がどもっても、何にも変わらないんだ」と知り、さらにもう少し、どもる自分を出してみる。私が激しくどもろうが、相手はちゃんと話を聞いてくれる。私を見下すどころか、一生懸命聞いてくれ、むしろこれまで以上に心が通うということを知った。私の価値観がゆっくりと大きく変わり始めた。劣等感を強くもち、社会の中で生きることから逃げ腰だった世界が、困難はいろいろとあるが、それでもなんとか生きていけるという世界に変わった。もう、どもる自分をごまかさなくてもいい。自分のことばで、話したいことを話したいように話せることの喜びを感じている。

吃音をコントロールしたり、相手に気づかれたかハラハラし、一分一秒たりとも気が抜けなかった世界から、どもる私のままでのびのびと生きる世界を知った今、私はどもりを隠して生きていた頃の私には、もう戻れない。この先も、平坦ではないであろう自分の人生を生き抜いていくのは、正直言って少しこわいが、それでも、私はなんとか生きていくのだと思う。どもりとのかかわりを通して、私は仲間から「自分の人生を生きる」勇気をもらった。自分自身のどもりが変わるということは、生きる姿勢も少しずつ変わるということなのかもしれない。今のように、日常生活でも仕事の場面でも、あたりまえのようにどもり、仲間とともにどもりの話題で涙が出るほど笑えるようになっている姿に、自分でも驚く。そんな私はなんて幸せなんだろう。

自分の中の吃音

山本直美

物心がついた頃から、どもっていた。厳格で、潔癖な母は、何とか私のどもりを治そうと、私の異常な発音に注意深くなっていた。母の前で話すときは緊張し、どもる。どもるたびに、困惑し、悲しそうにする母の顔を見るのがつらかった。小学校、中学校時代は男子生徒からばかにされたり、はやしたてられたりして何度となくみじめな思いを味わった。しかし、それでも、学校を欠席することは、その後の学校生活を含めて一度もなかった。自己紹介、国語の朗読、研究発表、与えられたことは、皆と同じようにしてきた。どんなにひどくどもっても苦しくても逃げることはしなかった。本当はつらいと言って泣きたかった。逃げたかった。でも、それをしなかったのは、逃げる勇気がなかったからかもしれない。母は、「どもりは必ず治る」と、私を勇気づけ、私もそれを信じて疑わなかった。どもりが治ることが、母の、そして私の共通の願いだった。

高校一年生のとき、民間吃音矯正所へ行った。期待して行った吃音矯正所は、劣等感、罪悪感をさらに植えつけただけで、多くのどもる人たちが経験したのと同じ結果となった。どもるハンディをもつ私に、何がしかの資格をもたせたかった母に言われるまま、看護学校へ進んだ。そして、免許を得た私は、単身で大阪へ出た。友人も知り合いもない土地、働くのも初めての経験、さらに重いどもり、何ともいえない不安を感じつつ、私の大阪での都会生活が始まった。看護師としての生活は、毎日スタッフ間の申し継ぎ、電話の応対、病棟内放送、緊急時の医師への連絡等、話さなければならないこと、伝えなくてはならないことばかりで、どれもがつらい仕事だった。毎日毎日、どもり続け、悩み続けた。日ごとに、朝の来るのがつらくなった。何度も退職しようと思った。それでも学校を休まなかったように、仕事を休むことはなかった。皆の前でどもり続けた私は、ことごとく、自分を責め、そしてつらくて逃げようとする自分も決して許さなかった。どもれば嘆き、逃げようとすれば自分を責める繰り返しだった。結婚、育児と生活環境が変わっても、それは同じだった。

話すことから逃げずに、毎日毎日あんなに話し続けているのに、私のどもりは消えない。どんなに人前で話し続けても、どもることへの恐怖心は増すばかりだった。私はだんだん疲れてきた。どうすればいいのか。前へ進むことも引き返すことも、逃げることもできない状態に自分自身を追い込んでいった。途方に暮れていたときに、大阪吃音教室と出会った。高校生のときに通った、吃音矯正所とはまったく雰囲気がちがった。「どもりは必ず治る」と信じてきたのに、ここでは、「治らないよ」とあっさりと言われた。これまで、背負ってきた大きな荷物は何だったのだろう。ここに通い続けたいと心底思った。しかし、家族と、看護師の仕事をもつ身に、毎週金曜日の夕方からの吃音教室への参加はたいへんだった。それでも、無理をして毎週参加し続けて、私は大きなものを得た。「吃音と正しくつき合う講座」のなかで、吃音について、吃音の原因や治療の歴史について、またほかのどもる人の体験など、多くのことを学んだ。どもりは治らないかもしれないが、自分のせいではないこと、自分を許し、ほめることとの大切さを知った。

なんとか治そうと必死になっていた頃の、肩に背負っていた大きな荷物が軽くなった。もう自分を苦しめることはやめよう。どもりを治そうと必死になることはやめよう。そう思えたら自分をあれほど苦しめていたもう一人の自分がいなくなった。大阪吃音教室と出会えたことは私の生涯で劇的なことだった。これまでどもることで苦しいことばかりの連続だったけれども、生きていてよかったなあと、今は思える。これから先、もっと苦しいことに出会うかもしれない。でも今度からは、少し気楽にやってみようと思う。そしてやっぱり逃げないで生きていこうと思う。

スキャットマン・ジョン☆

私の大きな象

物心がついた頃には私はどもっていました。ひとつのセンテンスを言い終えるまでに六～七回はどもり、ほとんど誰とも話せない状態でした。友だちもいないなかで、私の唯一の友だちはピアノでした。仕事で、ホテルやカフェでピアノを弾いているだけなら、吃音は何も問題はないのですが、お客さんが話しかけてくるとたいへんです。話しかけられ、いったん口を開けば、私の吃音がばれてしまう。いつも誰かから話しかけられるのを恐れて、ビクビクし、目立たないように弾いていました。心休まる暇のない毎日で酒浸りになり、薬物にも手を染めるようになります。それでも酒はやめられません。私の不安を和らげる唯一のものだったからです。当然の帰結として私はアルコール依存症となります。吃音だけでなく、今度はアルコール依存症に悩まされます。私を救ってくれたのが、アルコール依存症のセルフヘルプグループでした。

一九八七年頃、私はＡＡ（アルコホーリクス・アノニマス）のミーティングに参加し続け、自分がアルコールに依存していることを認め、自分がいかにアルコールに無力であるか、ＡＡの十二のステップを踏んで、回復しました。回復したとき、今度は自分にとってはもっと大きな吃音と直面せざるを得ませんでした。しかし、私は自分がどもることを認めることはできませんでした。

一九九〇年、ロサンゼルスでジャズ・ボーカリスト、ピアニストとして音楽活動を始めましたが、かなり遅れたスタートでした。十四歳の頃からジャズに慣れ親しみ、ジョン・コルトレーンなどから影響を受け、この世界しか私の生きる道はないと覚悟を決め、アル・ジャロウ等のアーティストと共演もしました。しかし、アメリカの経済不況で、ロサンゼルスのプロのジャズ・ボーカリスト、ピアニストの需要も減り、私の仕事もどんどん減っていきました。そこで、妻のジュディとドイツにわたり、自分のミュージシャンとしての実力を試そうとしました。

エージェントがみつかり、ヨーロッパ中のホテルをめぐって演奏する仕事が入り始めました。ホテルピアニストとして、これまでの仕事の中でも最も満足できる演奏活動ができました。そのときの私の正直な気持ちは、「ようやく手にした成功」でした。ミュージシャンとして生活できるようになったことはたいへん大きな喜びで、順調に滑り出し、私のホテルシンガー兼ピアニストとしての人気は上々でした。しかし、ステージを降りた途端、現実に直面します。これまで、目をそむけてきた私の心の中のとげが、ちくりちくりと痛み出し、自分の吃音に向き合わなければならないのでした。私がどこへ行っても、いつでも、大きな象が、私の後ろからついてきます。他人からは見えている、大きな象が吃音です。そんな大きなものを、ひたすら隠そうと躍起になっていたなんて、おかしな話です。

一九八四年の八月、ノルウェーのホテルで仕事をしていたとき、《スキャット・ラップ》を、ハンブルグのBMGミュージックで、シングルのレコーディングをする話がきます。自分が世に出るきっかけとなる話を喜ばないアーティストがいるでしょうか。でも、私はちがいました。私は、ずっと自分の後ろについてくる大きな象のことを世間には隠していたのです。

「ラジオへの出演、いやテレビ？　歌ならどもらないが、インタビューを受けたら、必ずどもるだろう。みじめな姿をさらしたくない。もしも世間に私のどもりが知れ渡ったらどうしよう」

次から次へと沸き上がる不安に、私の心はパニック状態です。もし、このシングルがヒットしたら、最も恐ろしいことが起こる。いよいよあの大きな象に、自分の心の奥のほうに隠しもっていた現実と向き合わなければならない。考えれば考えるほど、不安、恐怖が大きくなり、一人では耐えられず、妻のジュディに相談しました。「逃げ隠れせずにヴェールを脱いで、世間に自分の吃音について公表したら」のすすめで、これからレコーディングする歌の詩に、私の吃音について書くことにしました。新曲のタイトルは『スキャットマン』。私のステージネームはスキャットマン・ジョンに決め、スキャットマン・ジョンが誕生したのです（国際吃音連盟会報 *One Voice*, 1996）。

☆本名ジョン・ラーキン。一九四二年生まれ。一九九九年がんのため死去。一九九四年のデビューシングル『スキャットマン』は日本で二〇〇万枚を超えるヒット。「人生最大の問題が、私の最大の財産になった」ということばを残している。陽気なおじさんとして世界的な人気者になる。伊藤伸二とは、国際吃音連盟を通じて知り合い、親しい交流が続いていた。

どもりとの内戦をやめる

デイヴィッド・ミッチェル☆☆

二〇一三年六月のオランダの世界大会で、伊藤伸二さんと会いました。私は日本で九年暮らし、妻は日本人なので、日本語を少し話し、日本語でも少しどもります。カ行の発音が最も苦手で、英語でも同じです。伊藤さんたちと、語り合った充実した時間は、ずっと私の心の奥深くに残るはずです。

多くの点で、二人の意見が一致したことは、とても興味深いことでした。

・吃音が「治る」ことを期待していると、失望したり、絶望することになること。
・吃音を治す特効薬があればノーベル賞ものだということ。
・吃音が意志の強さで解決できるなら、はるか昔に吃音の問題はなくなっているはずだ。
・言語療法もある程度は役立っても、魔法の杖ではなく、ことばにつまるなどの多少の助けになる程度で、解明されていない吃音の原因を取り除くことはできない。
・吃音は私たちの体の一部であるということ。

どもっていると不便なことはありますが、それをうとましい敵のように考えることは間違っています。私は長い間そう思い続けていましたが、無駄なことでした。それで吃音が良くなることは決してなかったのですから。どもることを変えられないのであれば、吃音に対する考え方を「ネガティヴ」なものから「ポジティヴ」なものへと変えればよいのです。「言うは易く行うは難し」ですが、決して不可能ではないはずです。「ポジティヴに考える」とは、まず、どもることを恥じることをやめるのです。私たちにとって話すことはたいへんなことです。その意味では、私たちは話すことについてはエキスパートだと考えればよいのです。私は苦手なカ行を避けるために、ほかの語彙に言い換えることや、言い回しを増やしました。それは、小説家としての私の能力を育てました。私がどもらなかったら小説家にはなっていなかったでしょう。小説を書く仕事が好きなことは、誰にも引けを取らないつもりです。

また、友だちに吃音の話をして、タブーを破ることです。吃音を隠そうとすることで私たちは弱い人間になり、正直になることで強い人間になれるのです。吃音について、まわりの人々に話せば、吃音が普通のことになります。私たちが吃音にこだわらなければ、どもる人は変わっているとか壊れていると思われたり、からかわれたりすることはありません。もしある単語に詰まってことばが出てこないときは、「私は壊れている。だからみんなに笑われる」などと考えることはないのです。「そう、私はどもる、時々ね。それがどうしたの」と考えるようにすればよいのです。もし相手があなたのことを笑ったら、「やっぱり私はおかしいのだ。穴があれば入りたい」と考えるより、「あの人は、ダメ人間なのだ」と考えればいいのです。もしある単語でどもったら「今どもるのを止めなければ、大変だ」なんて考えないで、あせらずに時間をかけたらよいのです。「五秒でも、五分でも、五日でも、どうってことはない」と考えるのです。

私は十三歳のとき、今よりもっとひどくどもっていました。授業で質問の答えはわかっていてもわからないふりをしていました。だから先生は私が怠けていると思っていました。どもっていたらガールフレンドも絶対にできないし、結婚もできないだろうから、燈台守の仕事につくか、沈黙の戒律を守るカトリックの僧侶になるしかないと思っていました。吃音は絶対によくならないだろうと恐れていました。でもすべて間違っていたのです。

四十四歳になった今、文学祭で何百人という人を前に、自分の作品を朗読したり、ときには国営テレビでライブのインタビューに応えている姿など、十三歳の頃の私にとっては想像もできません。それらの状況は最悪の悪夢でした。ところが、今ではそれが私の作家としての人生の日常なのです。今も時々どもりますが、おおむね大丈夫です。どのようにして変わることができたのでしょうか。徐々にですが、私のこれまでの吃音に対するネガティヴな態度をポジティヴなものに変えていったのです。それまでは、吃音は自分の敵だと考え、恐れ憎んでいました。その見返りとして、吃音は私を憎み返し、私の足元をすくうのでした。そこで私は吃音と折り合うことにして、こう言ったのです。

「許してほしい。君が僕の一部分であることがようやくわかった。僕と同じように、君にも存在する権利があるのだ。だからもう君を憎むことはしないし、君を絞め殺すようなことはしない」

これですべてが変わりました。たちまち私は穏やかで幸せな人になったのです。そして他人にも、自分の吃音のことについて話すようになりました。どもる少年について小説を書き、イギリス吃音協会の後援者にもなり、教育保健省の政治家や官僚たちにも吃音問題について協力しています。やがて私の吃音もそれほどひどくはなくなり、穏やかになり、私はずっと楽に話せるようになりました。あの恐ろしい虎が、自立心のあるやさしい猫に変身したのです。近頃では少しどもっても、猫がひょっこりと家に帰ってきて、私が「やあ、お帰り、元気かい?」って声をかける感じなのです。私が聴衆に作品を朗読していてどもったときには、「すみません、この単語が言いにくいので少し時間をください」と言います。聴衆はそれで私がばかだとは思わないし、それよりも私の傍らに寄り添ってくれています。彼らにも悩みがあり、困難を抱えているのです。そして自分の弱点について、聴衆の大勢いる舞台の上で語るなんて勇気のいることだと理解しているのです。この吃音と友だちになる作戦は、私にとって吃音と平和に共存するための最善の方法となりました。

☆☆一九六九年生まれ。いま世界で最も注目されている小説家のひとり。代表作 *Cloud Atlas*（二〇〇四年、邦訳『クラウド・アトラス』中川千帆訳、河出書房新社、二〇一三年）は、ブッカー賞にノミネートされ、ミリオンセラーとなった。また、トム・ハンクス主演で映画化された。二〇〇六年出版の *Black Swan Green* は自伝的小説で、イギリスの言語療法の教育課程で教材として広く使われている。

3　消防士・藤堂雅貴さんへのインタビュー

伊藤伸二

二〇一七年の吃音親子サマーキャンプに参加していた、藤堂雅貴さん（二六歳）にゲストとして親の学習会に参加してもらい、インタビューを行いました。

伊藤　悩み始めたきっかけは？

藤堂　小学校二年生のとき、ことばが出ず、「出ません」と言ったら、まわりの子たちが笑って、担任の先生が「笑うな」とでかい声で言ってくれたのを覚えています。国語の音読の時間はいやでしたが、友だちとは結構仲良くやっていました。でも、僕がしゃべっているときにほかの人が重なると、話が流れてしまい、言いたかったことが言えず、悔しい思いをしました。
伊藤　僕と出会うきっかけは？
藤堂　総合病院の精神科で、薬を処方され、びっくりしたお母さんが伊藤さんに電話をかけて、吃音親子サマーキャンプを紹介されたと聞きました。大阪吃音教室にまず行きました。まわりにどもる人がいなかったので、本当にどもる人がいるんだと思いました。
伊藤　四年生のときの日記がありますが、読んでもいいですか？
「今日の授業でぼくは手をあげるために、心の中でとてもがんばった。でも前に自己紹介でつまって笑われたので、結局は手をあげられなかった。早く治ってほしい」。
「今日は七夕だ。ぼくの願い事は決まっている。つまるのを治してほしい。だって、つまらなかったら気楽に話せるし、緊張もなくなる。ぼくの願い事は、これだ。本当に治ってほしい」。
藤堂　授業で手をあげるときにすごく緊張したし、順番が回ってくるのが一番いやでした。あと何人目であたるか数えて、自分が読むところを先に見てこれは読みづらそうとか、どもり中心で物事を考えていたと思います。ただ、僕は運動が大好きで、運動しているときは楽しくて、どもりを忘れていました。休み時間になったらとりあえず、一番はじめにボールをもって運動場に出ていました。サッカーとバスケットをしているときは、みんなの中心にいられる気がしました。
伊藤　もうひとつ日記です。
「今日、大阪吃音教室で、論理療法というのをした。できごと（A）があって、結果（C）がある。でもAとCの間には、受け取り方（B）がある。その受け取り方で、結果が変わるんじゃあないかということだ。たとえば、人前でどもって笑われて落ち込んだ。そのときの受け取り方は、人前でどもることはいけないことだという考えだ。でも受け取り方が、人前でどもってもいいやに変わると、Cの落ち込みが小さくなる。ぼくはこれから吃音のことだけでなくて、ピンチがチャンスに変わる考え方をしようと思う」。

藤堂　小学四年生のときの日記ですね。論理療法の考えは、わかっていても、中学、高校もつらかったし、大学に入るときの面接も、ドキドキしながら待っていました。高校のとき、一時間目が国語だと、授業の初めにする朗読が終わった頃に教室に入る、小細工して逃げている自分がいやでした。

伊藤　将来、どうなりたいと思っていましたか？

藤堂　中学、高校は部活一色で、バスケットボールの選手になりたいと、バスケットの強い大学に行きました。レベルがちがい、夢はあきらめて、小さい頃からあこがれていた消防士もいいなあと思い始めた大学二年生のときに、三・一一の東日本大震災があり、消防士が空からの救助や、津波の引いたあとを捜索する姿を見て、人の役に立てる仕事に就きたいなあと思いました。

伊藤　映像で見ても、たいへんなきつい仕事だろうと想像できるよね。

藤堂　大学時代の部活で、体力面には自信があったし、充実感がもてると思った。だけど、緊急の無線連絡などでどもって、救助が遅れたらだめだと思って、受験を迷っていました。自治体に、「消防士になりたい思いは誰にも負けませんが、僕はどもります。それでだめだということはありますか」とメールしたけれど、返信がなくて、伊藤さんに相談しました。そのとき、「どんな職業でも、どもりのつらさは絶対ついてくる。だったら、一番やりたい仕事をしたほうがいい。やりたくない仕事でつらい思いをしたら、耐えられないんじゃないか」とアドバイスをもらいました。

伊藤　それで面接はどんな感じだったの？

藤堂　どもることは面接官もすぐわかり、「緊張している？」と聞かれたので、「緊張ではなくて、子どもの頃からどもるんです。これが私の話し方です」と伝えました。大学の就職課は、面接の練習を勧めましたが、準備すると、伝えたいことを言えずに終わりそうだったので、練習はしませんでした。どんな質問がきても、「どもることで、こんなことがあったが、こうやってがんばっています」と絶対どもりにつなげて話そうと思っていました。結構どもったけれど、伝えたかったことは全部言えたので、これで落ちても仕方ないと思っていましたが、合格しました。高校生のときも逃げてばかりで、そのたびに自分が嫌いになっていたので、どもりのせいで、自分のしたい消防士の仕事を諦めたら、ほんとに自分が嫌いになると思い、一歩ふみ出しました。今からは自分のことを嫌いにならないような選択をしていきたいと考えています。

伊藤　消防学校ではどんな苦労がありましたか？

藤堂　消防学校は上下関係が厳しい縦社会で、教官室に入るときは、ノックを二回して、「入ります」と大きな声で言ってから、「第〇〇期　藤堂消防士は〇〇教官に用件があって参りました」と、大きい声で言うことになっている。ところが、ノックしても「入ります」が言えず固まった状態になる。ある日、訓練の始まる前に上司に呼ばれ、「どういう症状なの？」と聞かれました。それで、小さい頃からどもっていて、治らないと言われている、試験の面接でそのことは話したと言うと、「市民の命を守る仕事なのに、危険なときに、『あー、危ない！』と言えるのか」と言われました。多分そういうときには、言えると思うけれども、「絶対、言えます」とは言えなかった。「消防士は、市民の前で、消火器の使い方など説明するが、お前にできるのか。お前にこの仕事は向いていない。どもりを治し、流暢に話せるようにしろ」と言われました。訓練の前から話が始まって約一時間、校庭で、クラスの五十人が「整列休め」の姿勢で待っていることがつらかったです。消防学校に入るためにいろいろな人にお世話になっているから、こんなところで引き返せない。この時間が消防学校時代で一番つらかったです。

伊藤　それでお父さんから、「相談相手になってほしい」と言われて、七月のサマーキャンプの劇の事前レッスンに参加するように連絡したんだけれど、一緒に声を出すレッスンをして、夜泊まってみんなでいろんな話をした。そのときはどうでしたか？

藤堂　あのときはほんとうに不安で、大阪吃音教室の会長に、「どもりでよかったと、本当に思ったことがありますか？」と聞いたら、「全体的にはつらい思いをしたほうが圧倒的に多いけれど、部分部分でどもりで良かったと思えることはいっぱいある」と話してくれました。

伊藤　消防学校でそんなことがあったら、僕なら、百パーセント「もういいわ、辞めよう」と逃げたと思うけれど、藤堂さんをふみとどまらせたのは何だったんですか？

藤堂　（二十秒の沈黙のあとで）、あれほどどもることを否定されたことはなかったので、あの時は何も考えられなかった。それでも辞めなかったのは、ここで逃げたら負けたことになり、この先一生立ち直れないと思ったからです。「お前、どもるからだめだ」とこの先も言われたら、また何もできなくなるのは絶対にいやだし、また自分を嫌いになると思っていました。

伊藤　そうだろうけれど、「市民の命が守れるか」と、「命」まで出されたら僕なら逃げる。それでも耐えるということは、並みのことじゃない。もうちょっと考えてみて。

藤堂　今は消防学校だから、規律も厳しいけれど、実際に働いたら、本当にできないのか、できるかもしれないと思ったんだと思います。できないと想像して逃げるのではなくて、実際に自分でできないものか確かめたかった。いくらほかの人からできないと言われても、自分でやってみないとわからない。やってみて、どうしてもできないと思ったら、それは仕方がない話だ。ほかの人に、「できる、できない」を判断してもらいたくないという気持ちもありました。

伊藤　僕も、「今、ここを耐えろ。今、ここを耐えたら後は大丈夫だ」と強調したのは、実際に、大阪吃音教室には消防士が何人もいて、その経験を聞いて知っていたので、かなりの確率で、実際の仕事に就いたら、サバイバルしていけると思ったね。

藤堂　あのとき、上司も泣きながら言っていた。ほんとうはこんなこと言いたくないけれど、どもっていて消防士になるのはたいへんだと思うから、今きつく言う。これに耐えられたら、大丈夫だろうと考えているように思えたんです。消防学校での役目、立場上言っているというのが、伝わってきた。消防学校の卒業式で、廊下の両サイドに教官や上司が並んで、卒業生を送るとき、「お前にこの仕事は向いていない。市民の命を守れるのか」と言った人が、僕のところに来て握手して「藤堂!! 自信を持て! 負けるんじゃないぞ」と言ってくれました。僕はまた、そこで泣いたんです。お世話になった教官は、今は、普通の消防署で働いていますが、規模の大きい訓練場で偶然会ったときに、「どうした、がんばってるか?」と、声をかけてくれました。

伊藤 そうか。上の人もいろんな思いがこみあげてきて、涙ながらに言ったんだね。

藤堂 そう。頭ごなしに、がーっと言うのではなく、何となく、そうなんだろうなあというのが伝わってきて、泣きながら言われたから、余計に僕にはきつかったんだと思います。

伊藤 これだけはほかの人に負けないようにがんばろうというのはあったの?

藤堂 消防署では一番下なので、雑務がいっぱいあります。その雑務を、同期の人より絶対多くやろうと思っていました。訓練もほかの人には負けないように一所懸命訓練をします。「ここが燃えていて、逃げ遅れた人が上の部屋にひとりいます」などの想定で、火を消す訓練をするんですが、半年ぐらい前に、審査会で効果確認がありました。今、僕が所属している消防署には全部で十五隊あり、僕と同じ役割の人のなかで僕は一位でした。体力だけじゃなく、細かい作業も一位だったのは、自信になりました。また、火事の入電で出場命令が出たとき、呼吸器まで全部背負って消防服に着替える時間は、一分が目安になっていますが、僕は三十五秒ぐらいでできます。

伊藤　精一杯努力してできることはがんばるという意志をもち続けたことが大きいね。消防学校の卒業式の日、お父さんから「今から卒業式に行きます」と連絡が来ました。うれしかったんだね。

藤堂　そうですね。その時、父は普通の顔をしていたけれど、母は泣いていました。

伊藤　実際に配属されたら、想像したように何とかなってるの？

藤堂　何とかは、なっていますけれど、部分部分では、つらいことはいっぱいあります。電話もとったら、一声目が出なかったりする。電話って不思議で、こうしたら一声目が出やすくなるというのを工夫しても、しばらくたつと効果がなくなる。また、別の方法を考えて、電話に出るけれど、しばらくすると、またことばが出なくなる。いたちごっこみたいになる。

伊藤　藤堂さんに入ってもらった、吃音親子サマーキャンプの小学四年生の話し合いでも校内放送でどもることが全校に知られるのがいやだという子がいた。無線は、市内全域の消防にいくの。

藤堂　大きい市で、結構広い範囲の全部の無線に入ります。僕の顔を知らなくても、どもっていると「ああ、またこいつだ」と、みんなが僕のことだとわかっているかもしれませんね。

伊藤　そんななかで、好きな消防士の仕事を続けているんだね。どもる子どもがどんな仕事に就くか悩んだとき、藤堂さんの話を紹介します。そのためにも、これからもがんばってください。

4　どもる子どもの親のナラティヴが変わる

今は「ぞうさん」の気持ち

佐々木和子

一年半前のある日、四歳の息子が突然どもり始めた。バスが大好きで、江津市（島根県）に行く途中、車窓から見えるバス停の名前をいつものように唱えていたとき、「新敬川」のバス停の前で「しんうううううやがわ」と言ったことに私は動揺した。「まさかどもったのでは？」、襲ってくる不安を押さえて、今までとは何も変わらない、何事もなかったと信じようとした。しかし、この一言をきっかけに、息子は話すことば一言ひとことにどもるようになった。「今まで流暢に話していたのに、なぜ」。私は事態を受け入れることができなかった。

私自身がどもるのに、自分のどもりは棚に上げて、息子のどもりは何とか治そうとやっきになった。自分ではどうすることもできないことを知り尽くしている私が、幼い息子に自分でコントロールして流暢に話すことを要求し続けた。息子の気持ちを一番わかってやれるはずの私が、息子のどもりにこだわり、息子のどもりを拒否し続けた。息子がどもり始めてからは、どんなに楽しいひとときを過ごしていても私の心が晴れることはなかった。いつも心の奥に重い気持ちを引きずっていた。夫からは、「どもってもいいじゃないか。なぜ、自分のどもりは認めることができるのに、息子のどもりは認めることができないのか？」と不思議がられた。「どもることはマイナスではない」と頭ではわかっていても、目の前でどもる息子を見ると、心にさざ波が立ち始め、それが大きな波のうねりとなり爆発した。「どもらないで」と。

二〇〇一年、私は吃音ショートコースに参加し、私の心に重くのしかかっていたこの大きな問題を解決する手がかりを得た。キーワードは「諦める」だった。「諦めること」とは「明らかに見極めること、物の道理を明らかにすること」だと学んだ。幼い頃から、人一倍どもりに嫌悪感をもち、話すことから徹底的に逃げていた私が、なぜ自分のどもりを認めることができるようになったのかと考えていくと、「諦めた」からだと気づいた。ひょんなことから教員という職業に就いた私は、学生時代のように話す場面から逃げることができなくなり、否応なくどもりと向き合うことになった。日々の生活のなかで、いつも落ち込んでいられないほどにどもる場面を経験すると、「まっ、いいか」という気持ちになった。どもる恐怖から声が出なくなり、立ち往生し、何を言っているか相手に伝わらない自分の姿を「まっ、いいか」と諦めることができるようになった。私が生きていくためには、どもりを諦めるしかなかった。諦めるとは、今のままの自分でいいと自己肯定することなのであろう。

また、「二十歳のとき、親が私を期待通りにすることを諦めてくれたお陰で楽になった」と語った言語聴覚士の女性の話を聞いて、私は親が子どもを「諦める」ことが「今のままのあなたでいい」という自己肯定のメッセージを送ることになると気づいた。私は今まで「諦めること」は悪いこと、負けることだと思っていた。何事に対しても、最後まで諦めない、努力し続けることがよいことだと考えていた。だから、親である私が、流暢に話せるようになるまで諦めないで、どもりを消さなくてはならないと考えていた。それが子どものためだと信じていた。しかし、どもりを治そうとすればするほど、息子のどもりはひどくなった。言い直しをさせることはよくないことだと十分知っているのに、言い直しをさせることで、私はどもったことばの存在を否定しようとしていた。このとき、私は息子の存在までも否定していたのかもしれない。まさに、母親である私が息子に自己否定の呪いをかけていたのである。

私は息子を自分の理想の子にしたかったのだ。だから目の前にいる息子の姿に満足できず、「今のままではいけない、私の眼鏡にかなうもっといい子どもになりなさい」と要求し、「息子のため」と言いながら実は私の不安を解消するために、息子を思いのままに支配しようとしていたのである。私は息子を自分の理想像に近づけることを諦めてやらなくてはいけない。私は息子を諦めることで楽になった。すると、私の身勝手な思いに押しつぶされそうになりながらも、私に向かって一所懸命どもりながら話してくれている息子の姿が急にいとおしく思えてきた。

「どもることがあなたのセールスポイントだ。あなたは、どもりがあるから存在する意味がある」と、どもることに価値を見出してくれていた夫のおかげで、私は吃音の概念を再構築し、自己肯定の道を歩き始めることができた。今度は私が、息子に語る番なのかもしれない。「今のままの大ちゃんでいい。あなたなら大丈夫。なんとかなる」

今、私は息子がどもる人としての人生を歩むことになってもならなくても、どちらでもよいと思っている。私自身、どもりとともにそれなりに生きてきた。私にできたことなのだから、息子にできないわけがない。彼の人生は彼にまかせよう。吃音を障がいにするか、自分の魅力にするかは、その人の考え方によるものであると思う。これから息子はどもりをどう意味づけていくだろうか。彼のために私ができることは、ぞうさんの歌に歌われているような母親として存在することなのであろう。

ぞうさん、ぞうさん、お鼻が長いのね？
そうよ、母さんも長いのよ

「どもる子いっぱい」――子どもが変わり、親が変わる

渡辺光将（小学校二年生男子の親）

原因は何だろう？　どうすれば、治るか？　いつ治るかな？

できることはすべてしたい。後で後悔するのはいやだ。ある情報で、小学校に上がるまでが分岐点と聞いた。治る子のほとんどは小学校に上がるまでに治る。そうでなければ治る可能性は低いということだ。急がなければ。愛情が足りないのかと、家族の旅行を増やし、弟を両親に預けてつきっ切りで遊んだりして、夫婦の活動はどもる息子中心だった。しかし、症状は「良くなった、治るぞと思えば、またひどくなる」という波があり、息子も声を出さずにしゃべるなどの工夫を無意識のうちにし始めた。そんな姿がふびんだと妻が涙する。普通に話すことがなんでこんなに難しいのだろう。そして、治ると信じたまま、タイムリミットの小学校入学を迎えた。二年生になったとき、一緒に寝ようとする布団のなかで究極の質問をされた。

「なんでぼくだけ、ことばがつまるの？」と、涙声で。

「注射をうったらなおらない？」注射嫌いな息子が聞く。

どう答えていいかわからない。ゆっくり話を聞いてあげることしかできない。大好きな息子を勇気づける言葉が見つからないのは親としてむなしくなる。そんなとき、吃音親子サマーキャンプに参加した。親の話し合いでは、それぞれの状況、悩みが話された。歳の近い子どもをもつ親は同じようなことを悩んでいるのだと思うし、大きな子をもつ親の悩みは、これから向き合わなければならないのだろうと胸に飛び込んでくる。すべてが人ごとではなく思える。進行役のスタッフのどもる成人に生の考えや気持ちを聞くことができる。自分の息子には聞きにくいことが聞けた貴重な意見だ。

二日目、朝、作文を書いた。息子が書き終えたので、「どんなこと書いたの？」と聞くとも「教えない」と、教えてくれない。「題名だけ教えて」と頼むと「どもる子いっぱい」と言って走っていった。涙が出そうになった。「なんでぼくだけことばがつまるの？」と泣いた息子が笑っていた。それだけでこのキャンプに感謝だった。私の書いた題名は「特効薬」で、治すための特効薬はないものかという内容だ。しかし、その考えも伊藤伸二さんの吃音の講義で大きく変わることになる。自身が吃音に悩み、研究し経験した話には説得力があり、目からウロコが落ち、肩の力が抜け、ふうっと楽になった。作文に「特効薬」と書いたように、治すことにこだわり、何とか治してやりたいと必死だった。でも、実際に治るケースは少なく、治すことにこだわっても、悩むばかりだし、子どもとの貴重な楽しい時間が台無しになってしまう。考えを変えて、治らないことを前提にしてできることに精一杯取り組む。それで、もし治ったらラッキーとして、毎日を楽しんだほうがいいと思えるようになった。こう思えることで生活はまったくちがうと思うし、ステップを一つ登れた気がする。何よりのきっかけであった。

三日目の子どもたちが練習を重ねた劇の上演で、どもっても最後まで言い切る全員の姿に感動し、力をもらった。子どもたちに負けないよう、自分もやらなければ。二泊三日のサマーキャンプで子どもが変わった。親も変わった。これからが楽しみだ。

堂々とどもる姿はかっこいい

森田昌昭（小学校四年生男子の親）

私の二つ下の弟は小学生の頃すごくどもり、母親は悩んでいたが、中学生に上がる前頃から自然とどもらなくなったこともあって、どもりは治るもの、うちの子も高学年になれば自然と治るものだと思っていた。親の話し合いで、「どもりと上手につき合っていこう」の考え方が何となく理解はできても、百パーセント受け入れることができない。二回目の話し合いでも、スタッフに「僕はどもる息子がかわいそうに思うし、息子のどもりも治してやりたい」と話した。

キャンプの最終日、子どもの劇が始まった。息子はカラスの役で、思った以上にセリフもある。案の定思いっきりどもっていた。でも私はあることに気がついた。みんな堂々と大きな声でどもっていた。どもることを恥ずかしいと思っている子どもは一人もいないようだった。子どもたちは、何度も練習し、何度もどもり、お互いどもり合いながら、普段の生活のなかでは感じられない楽しさ、勇気のようなものを得たのだろう。私はさっきまで息子が本番ではどもらず上手にできるよう願っていた。でも、あまりにも堂々と大きな声でどもる息子や子どもたちを見て、自分こそが恥ずかしいと思った。どもることを恥ずかしいと思う親こそが恥ずかしいと思った。

治してやりたいと思っていた私を諭してくれたのは、どもる子どもたちだった。どもることは良いことだとは思わない。しかし、堂々とどもる姿は、とてもいい。かっこいいと思った。

5　言語聴覚士のナラティヴが変わる

どもる人たちの語りから教えてもらったこと

野原　信（帝京平成大学健康メディカル学部言語聴覚学科講師）

私は、言語聴覚士の養成校で教員をしながら、言語に障害をもつ子どもに対し支援を行っています。どもる子どもとのかかわりは、言語聴覚士になって五年くらいたったころに始まりました。その頃は、子どもたちの吃音症状にのみ注目し、症状の改善を目的に介入していました。しかし、訓練室内で子どもの吃音症状を軽減させることはできても、日常生活へ般化させることは難しいことに悩み、子どもたちからの「どもりがばれないようにしている」「クラブでキャプテンになったけれど、人前でしゃべるのが怖い」などの訴えに対し、さらにあせる気持ちが強くなりました。

そのような時期に、けい君とだい君が訓練に通ってくるようになりました。けい君は、口数が少なく、自分からどもりについて相談することはありませんでした。彼のどもりは波があり、ひどいときは話すことを途中でやめ、近くにいるお母さんも表情が曇っていたことが印象に残っています。一方、だい君はよくしゃべる子で、どもりながらも楽しかったことなどを話してくれました。また、この二人が通うことばの教室の先生から、「どもり」をテーマに話し合いをした際の様子を聞く機会がありました。はじめ、けい君は少し涙ぐむ様子がみられたそうです。しかし、隣りでだい君が「知っているよ。それ、どもりって言うんだよね」など堂々と話す様子を見て、けい君も途中から涙ぐむことをやめたそうです。このようなどもることに対する二人の態度の違いは、吃音に対する子どもとその家族の考え方のちがいが影響していたと思います。だい君のお母さんから聞いた話では、家で「ぼくのしゃべり方は治るのかな」と聞いてきたことがあったそうです。そのとき、お母さんは、「わからない。治らないこともあるみたい。でも、それでもいいんじゃない」と率直に伝えていました。その後も、家族は、だい君が自分のどもりについて話す際に、避けることなく一緒に考え話し合うようにしていました。一方、けい君のお母さんは、私と出会った頃、どもりについて相談した相手から「お母さんが厳しすぎるのでは。叱らないであげて」と言われたこともあり、自分を責めて落ち込んでいました。そして、子どもに対し、どもりについて話題にすることを避けている感じがありました。

これらの経験を通して、どもる子どもたちの根底にあるどもることへの恐れや不安の大きさについて考え、それらに影響する要因と支援のあり方について理解したいと思うようになりました。そのなかで、伊藤伸二さんと会い、大阪吃音教室などで、どもる大人の方たちと話す機会を得ました。年齢も性別もちがうどもる人たちが、自分のどもりについてユーモアを交えながら一緒に考えていく様子は興味深く、「どもりが軽いからこそ、ばれるのがこわかった」「どもりが出せるようになった今のほうが楽」などの話は、今まで気づくことができなかった考えでした。さらに、数年後に参加した吃音親子サマーキャンプでは、同じ悩みをもつ子ども同士の話し合い、自分のどもりについての作文、キャンプ最終日に発表される劇で、子どもたちは、どもりながらも自信をもって役を演じきる姿をみせてくれました。このキャンプを通して、子どもたちのどもりに対する恐れや不安の大きさを再認識しただけでなく、それに対し子どもたちが真摯に向きあい、仲間同士で乗り切ろうとする姿に、子どもたちの精神的な強さを感じることができました。

私は、どもる大人や子どもたちとの交流を経て、どもる子どもたちの根底にある心理的な側面を支援していくことの大切さを理解することができました。また、私自身が、一人ひとりちがう子どもたちを、無自覚に自分が想像できるどもる子どもの臨床像にあてはめていたことに気がつきました。これからは、子どもたち自身のどもりに対する主観的な語りを大切にしていきたいと考えています。

セラピストを変えた吃音

平良　和（沖縄リハビリテーション福祉学院言語聴覚学科専任教員）

言語聴覚士養成の大学の講義は医療中心で、治療や訓練で問題を解決し、元の生活に戻すことが専門家、セラピストの役割だという医療の考え方にそった教育がなされていました。最初に就職した回復期病院では機能訓練が主で、機能が回復し、効果が目に見えて、患者の満足度も高いものの、検査の結果はあがっても生活の場で困ることは変わりませんでした。その後替わった障害者支援施設では、生活での困りごとに焦点をあて、私が利用者の生活している場に入り、本当に意味のあるかかわり、生きたコミュニケーションの訓練をすることで、病院での訓練よりはずっと楽しい経験をしたものの、目標に掲げている、ノーマライゼーション、ＱＯＬ（生活の質）を果たせていません。本当のＱＯＬって何だろうかと、私の中での葛藤は続いていました。

そんな頃、地元の言語聴覚士養成校から教員への誘いを受け、不安はあったものの、臨床で感じたこと、学生に伝えたいことは山ほどあり、思いきって飛び込みました。私が担当する講義に吃音があり、一から勉強を始めました。教科書や専門書には、「吃音はあなたの個性、どもってもいい」と書かれながら「流暢形成訓練」がより詳しく書かれています。その矛盾に、悶々としながらも、当時の私にはそれらの内容をそのまま学生に伝えるしかありませんでした。そのとき、千葉市で「第一回親、教師、言語聴覚士のための吃音講習会」があり、送られてきた事前資料のなかの「私は吃音を治せませんと、子どもにも初回面接で伝える」のフレーズは、「治す、改善する」が言語聴覚士の仕事だと思っていた私には、衝撃的でした。不安より期待をもって参加した講習会のテーマは「ナラティヴ・アプローチ」でした。聞きなれないことばでしたが、生活に密着しており、イメージができ、生活を変えるかかわりはこれだと思いました。当事者のことは本人に聞き、一緒に考えていく無知の姿勢、今後のことは当事者と医療従事者が対等に話し合う対等性は、私がこれまで臨床で感じていたもやもやを一気に消し去ってくれました。これは私の求めていた言語聴覚士としてのあるべき姿でした。

二日間の講習会はアッという間に終わり、伊藤伸二さんの考えをもっと聞きたい、学びたいと、その日のうちに学院での講義を依頼しました。その年の秋、伊藤さんの講義が実現し、学生と一緒に学びました。私がこれまで教えてきた内容とはまったくちがう角度からの講義に学生は驚きながらも受けとめていたようでした。その後も伊藤さんたちの仲間の活動に同行し、滋賀で行われた吃音親子サマーキャンプでは、子どもの力に圧倒されました。子どもは弱い存在、守らなければいけない存在と、私はどこかで思っていたのでしょう。日々サバイバルしながら暮らしているからこそ出てくる子どもたちのことばや語りは、心に響きました。訓練室での言語訓練では、どもる子どもの生活の場面を見ることはできません。見えるスピーチの部分だけに注目し、そこをコントロールすることで、子どもの問題を解決したつもりになることだけは避けたいと思いながらも、実際はそうなっていたのかもしれないと思いました。子どもたちは自分のことばで、自分を語る力をもっている。その物語の世界を知ると、言語訓練の意味を見出せなくなりました。

私にとってはこの「新しい吃音」を沖縄の言語聴覚士にも伝えたくて、おきなわ吃音研究会を立ち上げ、情報提供をし続けました。沖縄のどもる子どもにも、自分のことばで自分のことを語ってほしいという私の思いが伝わり、多くの言語聴覚士、小学校のことばの教室の教員が実行委員会に加わり、伊藤伸二さんと伊藤さんの仲間を迎えて、沖縄で「吃音親子キャンプ」を開催することができました。初めての取り組み、初めて出会う子どもたちでしたが、自分の吃音にしっかり向きあい、話しあうことができました。滋賀での吃音親子サマーキャンプで感じた子どもの語る力を沖縄でも感じました。吃音を認め、吃音とともに生きる理論は、全国共通で、世界に、全人間に共通することだと確信した瞬間でした。

テクニックで、見える部分だけを変えられたとしても、問題はそこではないところにあることを、吃音から学びました。主訴やニードに隠れている本当にその人が求めていることを拾うには時間をかけ、ゆっくり話を聞かなくてはなりません。百人いれば百通りの思いや悩みがあります。どもる子どもにかかわるときには、独りよがりの結果を出すためのセラピーは卒業しなければならないと思いました。言語聴覚士が対象とする人のほとんどは、自分で語ることができませんが、どもる人は語ることばをもっています。その語りのなかに、その人の悩みや葛藤をセラピスト自身の価値観や経験から容易に想像し解釈してかかわる危険性を感じました。私も自分のことを語ることで、自分自身の思考が変わり、言語聴覚士に対する認知が変わり、そのことで行動が変わる経験をしました。専門家は、自分ができないことを相手にさせてはいけない。自分が体験して、経験して本当に役立つもの、誰にでも容易にできるものを、当事者やその家族に提供しなければならないことを学びました。

吃音から、私は多くのことを学びました。これからの言語聴覚士の仕事は、多様な領域でのかかわりが求められてきます。医療、治療という視点だけではなく、教育の視点も学んでいくことの重要性をどもる子どもたちから学びました。吃音は専門職者を変える大きな力をもっていました。

「吃音を治す、改善する」にこだわっていた言語聴覚士の私

池上久美子（同志社女子大学嘱託講師）

私は日本の大学を卒業後、言語聴覚士の仕事に興味をもち、カナダのアルバーター大学院言語病理学リハビリテーション学科へ入学しました。大学院在学中に吃音専門治療・研究所（ISTAR：http://www.istar.ualberta.ca/）で臨床実習を行い、成人向け吃音治療プログラム（集中コース）の運営・実施に携わりました。大学院の言語病理学科を卒業後、オンタリオ州立乳幼児専門リハビリテーションセンターに三年間言語聴覚士として勤務しました。

私の専門は、言語発達障害、音声障害、構音障害、高次脳機能障害、吃音でした。週に三、四時間ほど、どもる子どもの治療とその親の指導にかかわりました。六十名の言語聴覚士のうち吃音臨床にかかわっていた人は五、六名程度でした。

「流暢にどもらずに話す」「楽にどもる」「吃音をコントロールする」をめざし、「治す」ことにこだわり、言語治療訓練の技術向上にも力を注ぎました。その一方で、「吃音は治らない」「吃音とともに生きる道」を模索したほうが「より充実した生活を送ることができるのでは」とも感じていました。その思いは、成人の吃音に悩む人々と接することでより強まりました。しかし、その答えを私の短い臨床経験から見つけることはできませんでした。

日本に帰国後、言語聴覚士として働くか悩んだ末に英語教育へ方向転換しました。二〇一一年九月、同志社女子大学の同僚から日本吃音臨床研究会や伊藤伸二さんの活動の話を聞き、伊藤さんの「治すことにこだわらず、吃音と向き合う姿勢」に感銘を受けました。カナダでは見つけられなかっ

た答えが、やっと見つかったと感じました。日本で吃音と向き合う人々の参考になればという思いから、北米での吃音教育と吃音臨床、北米言語病理学の今後の課題をまとめてみます。

大学院での吃音の授業は、大学附属吃音センターの言語聴覚士の講義が中心で邦訳もあるバリー・ギターの『吃音の基礎と臨床』を含む四冊がテキストでした。一般的な日本の大学の約二倍もの授業時間は、知識を得るには十分ですが、臨床技能の習得は難しいものでした。専攻学生四十一名のうち吃音治療専門施設で実習できる学生は約二割で、言語聴覚士に吃音を苦手とする臨床家が多い理由もその点にあると思いました。また、吃音臨床に百パーセントの自信をもって取り組んでいる人はごくわずかで、子どもや親と心から向き合うというよりは、短期的に効果のあがる言語治療訓練を重視する傾向にありました。

私が勤務していた乳幼児リハビリテーションセンターで比較的よく使用されていたアプローチを二つ紹介します。

1　The Demands & Capacities Model（DCモデル）

これは一九八七年にStarkweatherが提唱した理論で、吃音の発生が要求（demand）と能力（capacity）の相違で起こると考えるものです。環境的要因（保護者の子どもへの発話に対する要求の高さや話す内容の難易度など）と内面的要因（本人の発話に対する要求の高さ）と子どもの言語発達、情緒発達、認知発達、発声発語運動制御能力のずれを減らすことを目標に、親の要求を減らすための親へのカウンセリングや、子どもの能力の向上をはかる指導が行われます。

2 Lidcombe Program（リッカムプログラム）

現在もっとも北米で支持されている就学前のどもる子どもと親のための行動療法で、親と子どもがクリニックに通い、治療法を学び、基本的に子どもの話し方についてさまざまな場面で親がコメントをし、日常生活の場面で治療を行います。一から十のスコアで吃音頻度を毎日測定し、スコアが一になるまで週一回の頻度でクリニックに通います。第一段階の終了には平均で十一～十三週かかります。この改善レベルを維持していることが条件の第二段階では、親による治療が少しずつ減らされ、クリニックに通う頻度も減らされます。

通常一年以上吃音が続いたり、親近者にどもる人がいる場合は、四歳までに治療を開始するものの、約七十五～八十パーセントが専門家による直接的な治療を受けることなく、四年以内に吃音が自然消失するというデータがあります。幼児期は本人が自覚していない場合が多く、親や周囲が子どもの吃音を必要以上に指摘するのは、慢性化へのリスクをはらんでいます。この時期の治療は環境調整で吃音が改善される場合も多く、吃音を否定的にとらえるのではなく受容的態度で子どもの成長を見守ることが大切です。

次に現在カナダで注目されている、成人に対する治療プログラムの一つを紹介します。

吃音専門治療・研究所（ISTAR）の集中コース（Intensive Course）は宿泊付きの三週間以上の吃音矯正プログラムで、北米全土から多くの吃音に悩む人々が訪れます。世界でも注目されている施設で、中東や東南アジアなどから言語聴覚士が見学にきます。

三人の学生と一名の言語聴覚士が、四〜六名のどもる人のグループに三週間、午前九時から午後四時まで治療に取り組みます。年に四回実施され、秋冬のコースは成人中心で、春夏のコースは小・中学生中心です。流暢性を獲得するためのセラピーが中心で、「吃音受容」に関する数時間の講義は「吃音受容の重要性」を知識として身につける程度です。流暢性を獲得する治療では、最初はゆっくりの速さで話し、だんだんと自然な速さで話すスムーズスピーチの六つのスキルを身につけます。

・一音節を通常のスピードの三分の一のゆっくりめの速さから始め、中程度、少し早く、通常の速さの四段階のスピードをコントロールできるようにする。
・母音で間をとり、子音は通常のスピードで発話する。
・最初の音を少しやさしく滑らかに出し、少しずつ通常の音量へと調整する。
・自然に呼吸をし、スムーズな息の流れに注目する。
・舌、唇、顎などの構音器をスムーズに動かし、音を連結させて話す。
・舌、唇、口蓋、歯を軽く接触させ発話する。

最終的に自分に適した三〜四つのスキルを日常生活で必要に応じて使用できるようになることを最終目標とします。そのほかのスキルとしては自然な発話の改良、自己矯正、リラクゼーション／イメージトレーニング、緊張を緩める、考えて呼吸を整えて話す、などがあります。スムーズスピーチがある程度身についた時点で、ボランティアとの会話練習、グループでのゲーム、少し慣れると家族、彼氏、彼女、友人に電話をかけるなどの実践練習へと移行します。最終段階では、電話でピザをオーダー、面接の練習を行います。

終了後、三〜六か月の間にすべての参加者にはフォローアップ研修（三日間）への参加が義務づけられています。スムーズスピーチのスキルチェック、スムーズスピーチの練習、日常生活への活用練習が行われます。ISTARの終了者は誰でも参加でき、さまざまな年齢層、吃音治療歴の人と交流し、「吃音と向き合い、充実した生活を送っている人」から直接話を聞けます。私が一番驚いたのは、生活の充実度に吃音症状の重い軽いはほとんど関係がないということです。症状が「重度」でも、前向きに人生を送っている人たちとの交流は、たいへん刺激的な経験といえます。

北米のほとんどの吃音治療プログラムは、流暢性の獲得が第一の目的で、「吃音受容」の概念はあってもスムーズスピーチ訓練の割合が大きく、吃音受容の重要性がぼやけています。ほぼ百パーセントの人が再発を経験し、一年に一度フォローアップセッションで「完治」をめざして必死で訓練に取り組んでいます。「吃音は治る」という妄想があるからです。

ISTARの集中コースで知り合ったグレーシャンは十五年間も吃音に悩んでいました。その後友人としてつきあいがあり、日本に帰国後もメールで連絡を取り合っています。彼は、「吃音は治る。吃音を治してくれる言語聴覚士にかならず会える」と信じ、あらゆる治療プログラムに参加して治療を受けていました。最近の彼へのスカイプでのインタビューの一部を紹介します。

グレーシャン（以下、G）　スリランカからカナダに二十二歳で移住し、アメリカで一か月のスムーズスピーチの習得が中心の吃音治療プログラムに初めて参加した。とても新鮮で、吃音が治るかもしれないと、期待で胸がいっぱいだった。終了後数か月は成果もあったが、気づいた頃には以前のようにどもるようになった。僕の吃音はブロックが中心で、いったんブロックになると、抜け出そうと思えば思うほど、ひどくなる。人と話すことをできるだけ避け、女の子に声をかけられなかった。「吃音さえなければ、幸せになれる」と考え、吃音以外のことはほとんど後回しにしていたような気がする。その後はISTARの集中コースに二回参加し、短期コースを含めると十回程度参加した。二回目の集中コースのときに初めて出会ったんだよね。その時の僕の印象は？

池上　「ほとんどどもらないのに、なぜこの人が集中コースに参加しているの？」とすごく疑問に思ったよ。

G　あのときの僕は会話の中で一回でもどもったら「あ～あ、また失敗した」と思い、こんなに練習しているのに、なぜ消えないかと絶えず思っていた。どもる自分を否定的に見て、その殻から抜け出せなかった。

池上　出会うたびに「一流大学を卒業し、大手のファイナンシャルアナリストとして就職したのに、吃音のせいで出世できない。給料も同僚より一割程度は安い。有休とボーナスのほとんどを吃音矯正に使っているのに、一向によくならない。なぜ僕だけがこんなに自己犠牲を払わなくてはならないのか」とよく言っていたけれど、今は、かなり考え方が変わったのではないの。

G　変わったのは、オンタリオ州オタワ病院での六時間三週間のプログラムと、アメリカのオハイオ州のボーリンググリーンでのプログラムへの参加が大きかった。内容は、ISTARとほぼ同じだが、訓練効果を日常生活に活用する訓練期間が長かったのと、姿勢を正し、リラックスした状態で椅子に深く腰掛け、少し口を開けて、呼吸に耳を傾けるエクササイズがよかった。肺から自然に空気が流れ出るのを感じることに意識を集中させて息を出す動作を何回か繰り返したら、二秒間息を止めて、「さあリラックスしたまま息を出す」と頭の中で唱えながら息を出す。慣れてきたら、文章で練習する。緊張しそうな会話の前にこのエクササイズをしておけば、多少はブロック症状を抑えられる気がする。かなり緊張し、ブロックから抜け出せない状況の中ではあまり役には立たないが、体をリラックス状態へもっていくには有効だと思う。ボーリンググリーンのプログラムでは、僕にはスムーズスピーチの練習が必要ないのがわかっていたから、大半の時間を生活に活用する練習と吃音受容に関する大学でのアンケート調査を行う時間に割いてもらった。これまで、流暢性の獲得ばかりに固執していた僕には新しい扉をたたくようなものだった。これまでかなりの時間と労力を費やしたけれど、やっと報われるときがきたのだと思う。それまで受けた治療と内容的には大きく変わらなかったけど、約二週間の長期間、吃音と向き合えたのが影響したと思う。吃音を悲観的に見るのではなく、吃音とともに生きる道を選ぶ人生も少し考えることができた。

実際、「どもってもいい」と思うと、どもることへの不安からは開放され、どもることへの抵抗も次第に薄れていった。「どもらないでおこうと思えば思うほど、どもってしまう」は、そのとおりだ。今はその重圧から開放され、周囲の反応をあまり気にしなくなったかなあ。流暢性の獲得をあきらめたわけではないが、完璧を求める代償は大きい。百パーセントの流暢性を求めて毎回落胆するより、七十パーセント程度で自分をほめることにした。流暢性よりどれだけ伝えたいことが伝わったかに重点を置くようになった。どもったとしても、三十パーセントもどもったと思うより、七十パーセントは流暢に話せたと思うようになったんだ。

現在の彼は、二年前とはまるで別人でした。彼はスムーズスピーチを使いこなせるようになってきたことが、自信につながったと言っていましたが、私はそうだとは思いませんでした。ISTARで初めて出会ったときに比べ、今のほうがかなりどもっていて、随伴症状もより顕著に現れていました。吃音に以前より前向きに向き合えるようになったことが影響していると感じ、吃音についていきいきと語っている彼は人生を楽しんでいるようにも思えました。

彼は、吃音への悩みがなくなったのでも、治さなくていいと思うようになったのでもありません。治したい気持ちはありますが、「どもってもいい」と思えるようになったのです。彼の話を聞きながら、北米の吃音治療も、少しでも方向転換をしてくれればと願わずにいられません。「流暢性の追求」にのみ価値を置くのではなく、人生をより充実したものにするための「寄り添う治療」へも目を向けてほしいと強く感じます。

アメリカ・カナダでの研修会に参加し、リッカムプログラムも積極的に取り入れ、言語聴覚士として、言語訓練の技術向上に力を注いだ三年間でしたが、吃音治療では結果が得られないことも多くありました。「吃音は治すべきもの」としての取り組みが北米では長く続き、日本でも「吃音治療・改善」の取り組みが中心のようです。北米での吃音治療法を学んだ一人として、スムーズスピーチがまったく効果がないと全否定するつもりはありませんが、スムーズスピーチに頼りすぎの治療は逆効果だと強く感じ、「吃音受容」の重要性を訴えたいです。

子どもの補助輪付き自転車の両輪が「吃音受容」、補助輪が「流暢性の獲得」と考えるモデルへと方向転換するのもそう悪くはないと思います。補助輪がついているほうが安心であれば、一度は補助輪をつけて走るのもいいでしょう。しかし、補助輪がなくても走り続けることができるのならば補助輪をつけたまま前進するのは、もったいないように思います。スピードを出し、風を切りながら爽快に走れたら、どんなに気持ちいいことでしょう。

「吃音を治す、改善する」にこだわらず、吃音と向き合い、ともに生きる道を模索する手助けをすることが、吃音臨床に携わる言語聴覚士の仕事です。具体的には、吃音は「治るべきもの」として考えないことです。流暢性のみを追求せず、具体的な悩みへの対処方法を考え、そして「吃音とともに生きる」をテーマに、ともに歩むことが言語聴覚士としてできることでしょう。

6　ことばの教室の教員のナラティヴが変わる

二〇一四年、第二十回吃音ショートコースで、国重浩一さんがことばの教室の担当者である髙木浩明さんにインタビューした記録です。

新しい考えに出会う

国重　この日本吃音臨床研究会との接点は、いつ頃からですか？

髙木　私は三つの小学校で、ことばの教室の担当者をして二十年になります。担当し始めた頃、知的障害は多少勉強していましたが、言語障害に関しては何も知らず、関係する本を読んだり、あちこちで研修を受けたりしました。そこでは、障害を「治す、改善する」ことが、本人や保護者の願いだと言われました。発音やことばの遅れにはある程度マニュアルや手順があるけれど、吃音はどう指導が進んで、どう状態が変わっていったか明記されていない。「治す、改善する」ためには、音読練習や家庭や学級の環境調整などが大事だと言われるが、実際に指導を始めると、どこに向かって進んでいるのかわからず、行き詰まりました。担当になって五年目に伊藤伸二さんの本『新・吃音者宣言』『吃音と上手につき合うための吃音相談室』（いずれも芳賀書店、一九九九年）に出会いました。そして、二〇〇一年に岐阜での今の講習会の前身である、「第一回臨床家のための吃音講習会」に参加し、その後、吃音ショートコースや吃音親子サマーキャンプにも参加するようになりました。

国重　最初に知った治す方向の話とどう折り合いをつけて、伊藤さんの考え方を取り入れていったのですか。新しいものに入っていくときの悩みとか、難しさで覚えていることがあれば。

髙木　それまでも、吃音はそう簡単には治らないと聞いていたので、自分のなかでは「少しは軽くできるかもしれない」という考えに近かったと思います。一方で治せるという人もいて、何が本当なのかわからず混乱しているときに、「吃音は治せるものではなく、上手につきあうものだ」という明確な考え方に会い、自分のなかではしっくりいったんです。講習会で吃音とともに豊かに生きている大人のモデルに直接出会えたこともあって、自分のなかではすとんと落ちた感じです。伊藤さんたちの集まりに参加し続けて、吃音が自分にとってもテーマになりました。

吃音の症状と問題は別個のもの

国重　「すとんと落ちた」という表現がありましたが、どうしてそんな感じになったのか、何か背景的なこととか、心あたりのことはありますか?

髙木　障害について勉強をするなかで、世の中には治らない、治せないものがあることを知り、肢体不自由児学級の担当者から、リハビリですべて動くようになるわけではなく、自分の障害とどう向きあうかが大切だという話も聞きました。それらが伊藤さんの考えをすっと受け入れる素地になった気がします。もちろん子どもや親の願いである症状の改善に努力すべきだという考えは強力で、だから何かしなければと揺れ動いたわけです。それが、吃音の問題は症状ではなく、吃音に影響を受けた行動や思考、感情が問題であり、それに対するアプローチはある。それこそが子どものためだという強いメッセージを受けて、それなら自分にも取り組めると、これまでもやもやしていたものが、ぱあっと開けた印象です。

国重　治らない、治せないとわかってからは、どんな取り組みを始められたんですか？

髙木　治せないものは、ほかにもたくさんあるから、それとある意味では同じで、吃音に対して、どうつき合っていけるか、子どもと一緒に考えようというスタンスです。

子どもの気づき、受けとめ

国重　そういう議論は大人には可能ですけれど、低学年の子どもたちに、どういうかたちで伝えられるのか。さらには、どういうかたちで一緒に考えられるようになるんでしょうか？

髙木　講習会に参加するなかで、自分のなかで覚悟ができました。子どもと最初に出会ったときに、すごくどきどきしながら、正直に「私はあなたのどもりは治せないけれども、あなたがどうどもりとかかわっていくかを、一緒に考えていきたい」と伝えることが、自分にとってはその子とかかわるスタートラインだと思ったんです。「何か困ったことない？」とどもる子に聞いたら「別に」の返事になる。でも、「どもるということばがあるのは、あなたひとりではないし、吃音という漢字があるのは、昔からどもる人がいたからだよ」という話からスタートして、「どもりながら、元気でしっかり生きている大人や子どもにたくさん会ってきたよ」と、吃音親子サマーキャンプの子どもたちの写真を見せながら伝えていく。その流れのなかで「今のクラスはどんな感じ？」「幼稚園の頃はどうだった？」「いつから気がついたの？」とたずねると、低学年の子でも抵抗なく、答えてくれました。そのなかで「治せない」ことも伝える感じです。実は、発音が課題の子であっても、思うように話せない自分とどう向き合うか一緒に考える点では、どもる子とそんなに変わりません。

国重　今はそういうスタンスというわけですが、いわゆる治す方法のかかわりもある程度なされていた頃もあるわけで、指導に対しての悩みの度合いだとか、やりやすさ、やれている感だとかは変わってきたんでしょうか？　新しい考え方と出会った前後の感覚としてのちがいが生じますか？

髙木　見通しが立たない、自分にできそうにない言語訓練的なものをしていくのは、一番不安です。何が起きているかきちんとわかったなかで、子どもや保護者と一緒にやっていけることで、そこが明確になったので、すごくやりやすくなりました。

妨げているものは何か

国重　ことばの教室の仕事をしているなかでは、髙木さんの方向性に行けない、行くのが難しい人もいると思います。そのときに、何が先生たちがそこに行くのを妨げていると感じますか？

髙木　子どもに「どもりを治したい？」と聞けば、「治したい」と言います。それは自然だし、保護者も同じです。そのときに、「どうして治したいの？」をていねいに聞いていけば、「何々ができない、何々がしたいから」などが出てくる。それらはどもっていたらできないことなのか、解消しないことなのか、一緒に取り組めることは何なのかの話になっていく。この治したいと思った背景にある問題へのアプローチは可能です。「私にはどもりは治せないけれど、どうしたらどもりにかかわる問題に取り組めるか、一緒に考えたいと思う」と伝えますが、この「治せない」の一言が言えないという話は結構聞きます。その言葉で相手が傷つくのではないか、ここには来なくなるんじゃないかと思うと、「治すのは難しい」と話しつつ、じゃあ何をしたらいいのかわからないので、何となく音読練習や発音練習をしたりするパターンもあるようです。

国重　そういう状況のなかでも、治せないというところからスタートしている先生が出てきているなあと思いますか？　それとも結構それは少ないなあという感じですか？

髙木　研修会などで、「治すのは難しい」という情報や本も紹介されますので、できている人たちはいます。でも、しない、あるいはしたいけれど難しいと思う人は少なからずいる気がします。

国重　難しいのは、することが明確ではないという感覚でしょうか？

髙木　『親、教師、言語聴覚士が使える、吃音ワークブック』（解放出版社、二〇一〇年）のなかには、私たちが考えたワークが入っています。そのワークがベースですが、子どもと語り合い、ワークの中で何をどう学ぶかを、先生もしっかり考えないといけない。そうすると、そのことに容易に入っていけない人には、難しいという感覚も出てくるかもしれません。

ワークは語りを引き出すツール

国重 どんなワークがあるんですか？

髙木 『治すことにこだわらない、吃音とのつき合い方』（ナカニシヤ出版、二〇〇五年）の、どもる人の職業データベースをもとに、二十数種類の仕事について、子どもたちに「こんな仕事をしているどもる大人の人はいると思うか？」と聞くと、学校の先生は無理、警察官は無理、社長さんは無理、話す仕事が多いから無理と、できないと思う仕事が、いっぱい出てくる。ところが実はそういう仕事にどもる人が就いているとわかると、子どもたちは「ああ、よかったー。ホッとした」となる。けれども、しばらくすると「自分はどもっても大丈夫だと思っていたのに、何でできない仕事があると思ったんだろう」と、考え始める子が出てきます。学校の先生は無理だけれど、幼稚園の先生はできるとしたのは、何か根拠があるのではなく、自分が幼稚園の先生になりたいからだったりする。知識として大丈夫だと知らせるのではなく、「どうして大丈夫だと思ったのか、無理だと思ったのか」「無理だとしたことを、どうしようと思うのか」という子どもたちの語りを聞いていく。ワークは子どもたちの語りを引き出すきっかけ、ツールの一つです。ナラティヴ・アプローチを知らない頃から、子どもと対話することを大切にしてきました。

国重　それができる、取り入れるとか取り入れないかの境目は、子どもと話せるか話せないか、それをもっているかもっていないか、なんでしょうか？

高木　子どもたちの話をどう聞けるのかが大きいと思います。「困ったことある？」「別に」の世界になると、これ以上進まない。しっかり話し、聞くことができる先生がいる一方で、子どもたちのなかに入っていって、先生自身が自分を出したりしなくても、ことばの教室の担当者としての仕事は普通にできるという現実が、もしかするとあるのかもしれません。

外在化の取り組み

国重　今の時点でナラティヴにどんな可能性を感じ、実際に外在化してみて、子どもはどんなふうに反応しているのかの感想や考えを聞かせていただけますか。

高木　吃音の場合、吃音の状態を検査して、どもり方を分類し、それを改善しようとする根強く続くアプローチがあります。それに対して私たちは、子どもたちがどんなことを、どんなふうに語るかに、関心がありました。吃音そのものや、吃音の影響に、名前をつけることで見えるものがある。語りが変わることで、見えてくる世界が変わったりする。どもることが自分の生活に影響を与えている問題、不安に感じていることに名前をつけたり、絵に描いてキャラクター化もします。それはどんな力をもっていて、自分にどんな攻撃をしてくるのか、弱点は何かといった話し合いをするなかで問題の中身が変わったり、キャラクターの絵が変わります。

授業中なかなか手をあげられない子が、キャラクターづくりを通して、「実は自分は話したい人だ」という発見をし、実際に手をあげる行動に結びついたことがありました。自分のことを見つめるときに、キャラクターにして目の前に置いて、触ったりしながらその性格だとか弱点を考えるのは、問題が自分の力ではどうにもならないモンスターではなく、自分が十分取り組めるものだと感じさせてくれる働きがあるように思います。さらに、それを一緒に見ながら話す場面では、こちらも自然に、対等の立場でその問題にかかわれているように思えます。

自分で取り組める

高木　言語関係図の学習では、「大きさが変わると、きっと色も変わるよ」「クラス替えがあったから、今はちょっとこの部分が大きくなったけれど、またきっと変わるよ」という話が出てきます。子どもたちは、吃音を外に出して、絵に描いたり、触って名前をつけたりすることで、自然な感じで、自分の力で問題に取り組めそうな感触を得ていきます。また、できあがった言語関係図やキャラクターを、お互い見せ合うと、みんなそれぞれちがい、個性がある。いろんな吃音の問題を、みんながそれぞれ考えて何とかしている。変わり方にもいろいろある。そういったことに子ども自身が気づいていけることも、こうした取り組みのメリットかもしれません。

国重　これまでやってきた感触としては、継続して、もう少し取り組める感覚ですか？　ナラティヴについて、何か疑問に思っていることとかはありますか？

高木　自分がナラティヴ的な質問がどこまでできているのかわからないので、もっと勉強して、「質問する力」を身につけたいと思っています。それと、もっと広く学校の現場全体に、ナラティヴの考え方が生かせるようになればと思っています。

5章 どもる君へ

伊藤伸二

この章は、十代の子どもたちが目の前にいると想定して語りかけるスタイルで書きます。

私がもったネガティヴな物語を、子どもたちにもってほしくないという強い思いが私にはあります。その思いをどもる子どもにかかわる親、教師、言語聴覚士の皆さんに知ってもらうのに、この書き方が書きやすかったからです。また、ここで書いたことが、すでにネガティヴな物語をもっている子どもが再著述するときの共著者である大人が、ナラティヴ・アプローチの用語にある、ユニークな結果（経験）を発見する手がかりになればと思います。

僕が本当に言いたいことはたったひとつだ。君やまわりの人が「どもりを否定」しないでほしいということだ。君がどもりを否定すると自分が嫌いになり、自分が嫌いになると、他者やいま生きている社会が嫌いになる。それが、行動や思考、感情に影響し、ネガティヴなナラティヴが強化され、僕のようにどもりに支配された人生を歩みかねない（1章1節参照）。君が君の人生の主人公になるために、どもりを否定しない、自分を嫌いにならないことが出発だ。

どもりは病気でも障害でもない

僕が主宰している吃音親子サマーキャンプで子どもたちが、どもりは病気か障害か、癖か個性かと話し合っていた。「いい大人になるための肥料で、どもりを私の特徴にしちゃえばいいんだ」と言った子がいた。これまで、精神医療の世界は、病気や障害を治そうと診断・治療する「医療モデル」が取り組みの中心だった。けれども、原因や状態を解明できない病気や障害は多く、「自分が求める生き方を主体的に追求する」という「リカバリー」の考えが出てきた。いつまでも「治す・改善する」の「医療モデル」では、人は幸せにならないという考え方を、どもる僕たちもしてもいいと思う。僕の友だちは、色盲、色覚異常と言われてきた自分のことを、色覚マイノリティ（少数派）と言っている。僕は、どもりは病気や障害ではなく、話し方に特徴のある、発音・発語マイノリティだと言ってもいいと思うんだ。

君は自分の人生を自分で選択する力がある

どもりの向き合い方には大きく分けてふたつある。アメリカ言語病理学の言語訓練で「吃音を少しでも軽くしようとする」改善路線と、僕が提唱する、言語訓練をしないで「幸せな生き方を追求する」生き方路線だ。改善路線は百年以上、世界中の大勢の人が取り組んだがうまくいかなかった。だけど、生き方路線は僕の大勢の仲間やたくさんの子どもたちが歩んできた、実績のある路線だ。しかし、君がその道を歩もうとすると「ゆっくり言う練習をすれば」「将来たいへんなことになるよ」「治った人もいるよ」といったいろんな誘惑や雑音がいっぱい聞こえてくるだろう。インターネットには「治療・改善方法」があふれている。つい手を出したくなるかもしれない。

人間は自分の決断で自分の人生を選び取り、人生を作っていかなくてはならない。どの路線が君の役に立つか、よく考えて選択すればいい。一歩踏み出すのは勇気がいることだけれど、迷ったら立ち止まっても、引き返しても、道を変えてもいい。君が、僕の推薦する道とちがう道を歩み始めたとしても、こっちの道もあることは頭に入れておいてほしい。

君には耐える力がある

「あなたが、自分の子どものようにどもっていたら、元気に学校へ行ける自信がありますか」とあるお母さんにたずねると、「私にはできないかもしれない、子どもを尊敬します」と言っていた。君はどもることで嫌なことがあっても学校へ行っている。また、今は行けていないかもしれないけれど、行きたいと思っている。どもりながら生きているだけでもすごいことかもしれない。僕は、いつ指名されるかびくびくし、遠足では友だちが一緒に弁当を食べてくれるか不安だった。休まず、毎日学校に行っていたが、みんなのようには楽しく、喜んで行っていない僕は「ダメな子ども」だと思っていた。そんな僕に、ネガティヴ・ケイパビリティの「耐えることもひとつの能力だよ」のことばはうれしかった。将来が見えない生活に耐えているなかで、僕が子どもの頃からもち続けていた、戦争を憎み平和を願う考えや、人を愛することや人生の夢などが僕の生きる力になり、今の幸せな人生につながったのだろうと思う。

どもりと仲良くなろう

僕の友だちの鳥羽稔さんは、酒におぼれ、満足な仕事に就けず、暴力を振るい、すさんだ生活を送るなかで病に倒れた。三年間の入院生活で死ぬと思ったとき、どもりに謝った。

「どもりよ、僕のなかのどもりよ、許しておくれ。理由もなくいじめ、ばかにして、ののしった僕を許しておくれ。お前が僕で、僕がお前だったことが、僕にはわからなかった。どもりを認めて、どもりと一緒に生きつくすことが、自分のあるべき姿だったんだ」。

どもりに謝ると、今までどもりに覆われていると思っていた真っ暗な世界に、不思議な明るい光が差し込んできたそうだ。僕の本、『吃音者宣言』に書いてくれた鳥羽さんのどもりを否定し続けた壮絶な人生を読むと、いつも涙がこぼれてくる。どもりと闘い続ける人生はつらい。どもりは、闘いを挑むと巨大な怪物に変身する。だけど君のほうから手を出して握手をすれば、どもりはきっと仲良くしてくれる。どもりと闘うより、どもりと仲良くすることを考えよう。

「小さな悩み」になったらいいね

「一見とるに足りない吃音の苦悩を書くことで、吃音以上の苦悩、在日朝鮮人の民族問題を語っている」。これは、金鶴泳さんの小説『凍える口』（図書出版クレイン、二〇〇四年）の書評だ。僕も出版社から依頼されていたので、「在日韓国人への差別の苦しみよりも吃音が苦しかったとの、本人のことばをそのまま受け取るべきだ。彼は吃音に悩む力があったのだ」と書評に書いた。僕たちにはとても深刻な問題でも、このように「とるに足りない悩み」と考える人もいる。思い切ってどもりの悩みを打ち明けても、「全然気にしていないよ」と言われて、拍子抜けする人は多い。どもりを「小さな悩み」だとまわりが思い、実際にそう考えているどもる人もいるのなら、君もどもりを「小さな悩み」だと考えたらいいいと思うんだ。

「周りからは小さな悩みだと片付けられるが、私には深刻な悩みだ」という毎日新聞の人生相談の問いに、「調子に乗って浮わついたことをしてしまう人間を、考え深い存在にしてくれる重しが、小さな悩みだ」と作家の高橋源一郎さんが回答していた。また、「欠点は出しゃばらない。いつも恥ずかしそうにしている。奥床しく、誠実で、謙虚だ。反省もする。努力もする。だから、可愛い」とロックバンドの元リーダーの早川義夫さんは、『心が見えてくるまで』（ちくま文庫、二〇一五年、二七－二八頁）に書いている。「どもりは神様が百分の一の人にプレゼントして、僕たちはそのプレゼントに当選したと思ったらいいよ」と言った小学生がいた。これらはすてきな考え方だと思う。悩んでいる時は深刻でも、どもりについて勉強し、ちゃんと向き合えば、どもりを小さな悩みと考えることができ、生涯の親友になるとも思うよ。

相手に敬意をもち、尊重しよう

どもりは聞き手の反応に大きく左右される。人間関係がいい相手とはあまりどもらないし、どもっても悩まない。僕は先生にも友だちにも理解されず、人を信頼できなかった。信頼できない相手の前ではどもりたくない。だから、話すことから徹底的に逃げた。それがよけいに僕の人間関係を悪くした。君のまわりの人たちは、どもることを笑ったりする人ばかりではない。きっと君の友だちになってくれる人はいる。だけど、相手が好きになってくれるかどうかは、相手が決めることで、自分ではどうすることもできない。それでも、相手を信じること、リスペクトすることはできる。

君がつきあいたいと思う人、大切な人には、敬意をもって尊重することから始めよう。君は悩みながら、自分なりにいろいろとがんばってきた。相手も、そういう存在だと認めることだ。相手を認めて、やさしくおおらかになると、自分に対しても、やさしくおおらかになれる。順番としてはまず、君のほうから目の前の大切な人を信じ、敬意をもって接しよう。

安全基地をもとう

フィンランドの作家トーベ・ヤンソンがムーミンを書き始めたのは、第二次世界大戦が終わった頃だ。戦争ですべてのものを失った人たちが、今後どうしたら幸せに生きていけるかを考えて、空間、時間、仲間の三つの「間」を大切なメッセージとして伝えた。

空間　ムーミン谷はムーミンたちの安全基地だ。人は自分は愛されているという安全基地がないと健康に生きていけない。安心して弱音を出せる安全基地があれば、傷ついてもまた元気になれる。僕の場合、子どものころは家族で、大人になってからはセルフヘルプグループだった。君の場合は、ことばの教室や言語指導室、所属しているクラブなどが安全基地になるといいね。

時間　フィンランドは夏と冬の差が大きく物語の描き方も季節によってちがう。その時期、その時期に特徴ある時間を大切に生きるということだ。僕は、小学校、中学校、高校時代にしかできない、したかったことやしなければいけなかったことを全然しなかった。君は、今何をしたいのか、今何をしなければいけないのか。自分ひとりでわからなかったら、担任の先生やことばの教室の先生、言語聴覚士と話し合おう。今という時間は二度と来ないんだ。

仲間　ムーミン谷の住人のような仲間がいると、困難なことがあっても乗り切れる。ムーミンには、信頼して相談できるメンター（導いてくれる先輩）としてスナフキンがいた。君が困ったり悩んだりしたとき、ひとりで考え込まずに、誰かに相談しよう。また誰かが困っていたら、一緒に考えてあげよう。僕はセルフヘルプグループの活動で、仲間を大切にし、仲間の役に立てていると感じたとき、自分が好きになった。君も、人の役に立つことを何か探してやってみよう。

生活習慣は変えられる

僕は、糖尿病だけれど、医者は「治る」とは絶対に言ってくれない。薬は出してくれるけれど、「食事と運動の生活習慣を変えるのはあなただ」と突き放す。どもりは生活習慣病に似ていると僕は思う。だって、どもったら話せるのに、どもりを隠し、話すことから逃げる生活習慣で、僕は人生を台無しにしたからだ。二十一歳で生活習慣を変えて、どんなにどもっても話していくとだんだん生きやすくなった。逃げたくなる緊張する場面でも思い切って話すと慣れてくる。僕はセルフヘルプグループの活動のなかでいっぱい話し、大学の教員になって講義や講演で相手に伝わることだけを考えてていねいに話していったら、話しやすくなり、話すことが好きになった。どもりを隠したり、話すことから逃げる生活習慣を変えることが、とても大事だと思う。

実力をつけよう

「どもりさえ治れば、人生はバラ色だ」と僕はずっと考えてきた。君も、「どもりさえなかったらなあ」と考えたことはないかい。僕は、どもっても平気で話せるようになったので、治ったのと同じような状態になったけれど何も変わらなかった。それどころか、勉強もせず、友だちの輪にも入らなかったから、どうして人の輪の中に入っていったらいいのか、どんな話をしたらいいのかわからなかった。学力も、コミュニケーションの能力もない、「社会人としての能力不足」の自分に愕然とした。僕は、小学校、中学校、高校時代を二十一歳の夏からやり直し、勉強をし始め、人間関係の輪の中に入っていった。そして、「どもりさえ治れば」の物語を、「どもりがあっても」の物語に変えることができた。

確かに、就職活動でコミュニケーション能力が大事だとあまり言われると、ちょっと怖じ気づくよね。流暢に話すことに価値を置く人もいるだろう。だけど、「採用面接をやめました」という会社も出てきている。簡単に変わるようなコミュニケーション能力で判断しないで、創造力、誠実さ、向上心、粘り強さ、熱意や情熱のような特性を確かめようとしている。そのような力は、どもりに悩んできた僕たちはもともともっていると思う。そのうえで、仕事上の実力をつけて、僕たちの仲間は自分なりにがんばってきた。社会の吃音への理解がどんなに進んでも、仕事をするための「能力」は必要だ。自分のしたい仕事を早く見つけ、その仕事に就くために今から勉強しておこう。その努力が大切だ。

考える力をつけよう

どもりの悩みや苦労は、君の「考える力」を育てる。考える練習をするのに、論理療法が役に立つと思う。たとえば君が放送委員で、「いつもよりどもった声が全校に流れた」の出来事（A）で、すごく落ち込んだとする（C）。その出来事が君を悩ませたのではなく、論理療法では、「どもらずに放送すべきだ」「どもらずに放送しなければならない」「どもる人は放送委員になるべきではなかった」、などの考え方（B）が、君を悩ませると考える。これが論理療法のABC理論だ。「どもったけれど、最後まで必要なことは言い切った」という考え方に変えることができたら、あまり落ち込まない。君がすごく落ち込んだり、悩んだりしたとき（C）、そのきっかけとなった出来事（A）ではなく、必ず、自分を縛っている固い考え方（B）がある。論理療法ではこう考えて、自分を悩ませる考え方に気づき、考え方を変えていく。論理療法は、僕のいろんな出来事で悩んだときや、人間関係の悩みに役立った。

さわやかに自分の気持ちを表現しよう

「どもりのくせに、えらそうなことを言うな」と言われたら、僕は何も言えなくなった。言いたいことを言わずにがまんしていたら、僕は悲しいのか、怒っているのか自分の気持ちがわからなくなった。人と話さなかったので、どう言えば、気持ちが伝わるか、スキルがなかった。こんなことを言ったら倍返しされてかえって損だ、傷つきたくないと考えると自分を主張できなくなった。自分の気持ちを表現しないために、僕はますますどもりの悩みを深めたと思う。

僕のような自分を抑える表現の仕方をアサーションでは「非主張的」な表現という。反対に相手のことは考えず自分の思いだけを一方的に表現するのを「攻撃的」な表現という。相手も、自分も大切にして自分の思いや考えをきちんと伝えることを「アサーション」というんだ。これから大人になって社会人として生活するとき、アサーションが必要になる。大阪吃音教室では、アサーションについて勉強して、練習をしている。

自分で自分の苦労を研究しよう

「伊藤さんはどもりで困ったことはありますか」と、子どもから質問を受けたとき、僕は困らなかったと答えた。僕は逃げてばかりいたから、どもることで困ることはなかったんだ。苦労しないと、困難なときの対処法が身につかない。君がどもることで困り、悩むときは、何かに挑戦しているときだと思う。そのときにどうしたら解決できるか考える。自分で自分を助けるのが、当事者研究だ。ひとりでもできるし、友だちや先生とでもできる。君が、自分の困難を自分で研究する「当事者研究」で練習をしておけば、将来きっと役に立つと思う。

たとえば、君がどもったとき、しつこくからかってくる子がいたら、その子のことを研究してみよう。なぜからかってくるのか、君にだけなのか、その子はどんな子かと研究すると、ただからかうのが好きな子か、何かつらさを抱えているさみしい子か、劣等感が強くいつもイライラしている子か、君とつきあいたいと思っている子かがわかってくる。すると、その子とのつきあい方がわかり、からかわれてもあまり傷つかなくなるかもしれないし、その子と仲良くなれるかもしれない。

楽しく、幸せに生きることをまず考えよう

僕は、全国巡回吃音相談会で悩みの実態調査もした。どもる程度と悩みの程度をグラフに書いてもらった。よくどもっていたときは悩みが大きく、あまりどもっていなかったときは悩みも小さいだろうと予想したが、ちがっていた。どもる程度と悩みの深さは関係がなかった。かなりどもっていても悩まなかったときの理由として、担任の先生や友人関係がよかった、クラブなど熱中するものがあった、勉強やスポーツで自信があったなどの答えが多かった。逆に悩んだときはそれらがなかったときだ。充実して幸せに生き、人間関係がよければ、どもりがあまり問題とはならないということだ。最近注目されている「ポジティヴ心理学」は、ポジティヴ感情をもつ経験を増やし、没頭できるものをもち、まわりとの人間関係を大切にし、将来どう生きるかの人生の展望をもつことが大事だと言っている。

君の強みは何か、それを知って生活に使おう

僕がどもりに深く悩んでいた学童期・思春期に「あなたのいいところは何ですか」と聞かれても、何ひとつ思い浮かばなかっただろう。でも、苦しいのにどうして生き延びてきたのかと、今、聞かれたら少しは答えられる。僕にも強み（ポジティヴな特性）があったことに気がついた。君に、僕が強みだと考えたことを紹介する。君の強みを発見する参考にしてほしい。

孤独の力　吃音に悩んでいた頃の僕は、一人ぼっちだった。誰も遊んでくれないので、夏休みなど

時間がたっぷりあった。長い時間ひとりでできる読書と映画ばかり見ていた。好きなこと、夢中になれることがあったから、僕は孤独に耐えられたのだと思う。一人でいることに慣れていたために、無理をして人と合わせる必要がなかった。一人で判断し行動する力がついた。今、吃音の世界では「改善路線」は圧倒的多数だ。僕の考え方はすごく少数だけど、多数派に行きたいとはまったく思わない。自分が信じた道は、一人でも歩いていける。子どもの頃に身についた孤独の力が強みになったんだと思う。

物語能力　本を読んだり、映画を見たりした後、この時間、勉強しておけばよかったといつも後悔し、罪悪感をもっていた。これが自分のいいところだとはとても思えない。だけど、これが僕の強みだった。本や映画の物語から、いろんな人生があり、人生は自分の思い通りにならないことを知った。他者の物語に耳を傾け、共感する物語能力がついた。治すことにあきらめがついたのは、問題や悩みがあっても人は生きていることを知っていたからだ。物語能力が、「どもるだめな人間」の物語を「どもっても大丈夫」の物語に書き換えさせたのだ。

表現力　どもることで悲しい、悔しいことがいっぱいあった。その一方将来への不安、夢もあった。誰にも話せない思いを、僕は毎日日記に書いていた。自分と対話する力と文章で表現する力が育った。それが今、文章を書いたり、本を作るときに役に立っている。また、それが哲学的対話をするのに役立った。自分の気持ちをみつめ、それをことばにしていくことは、君が大きくなってからも必要だ。文章、詩や短歌、楽器の演奏、絵画、書道、何でもいいから何か表現できるものをもつことは大事だ。自分の強みにはなかなか自分では気づけない。「僕の強みは何か教えて」とたずねてみよう。それに答えてくれる先生、先輩、仲間がいたらいいね。

哲学的対話が君を変える

「伊藤とは話をしている気がしない」と大学時代、友人から言われたことがある。僕は、どもることばかり気にし、「このことば、どもるかな」と、僕の中のどもりと対話をし、目の前の相手と対話していなかったのだ。そのために、他者や自分自身についてもわからなくなり、吃音によけいに悩んでいたと思う。君がこれから話していく相手は、何を考えているかわからない他者だ。人はお互いわかり合えないという前提に立って、互いに理解し合うには、誠実に他者に向き合い、相手の話をよく聞き、ことばを大切にして対話していくしかない。

自分にとって核心の部分を隠していては、対話はできない。必要なときには、吃音について自分のことばで説明できるようにしておきたい。また、自分を縛るネガティヴな物語を肯定的な物語に変えるには、吃音を肯定的に考えている人との「哲学的対話」が不可欠だ。その場合も自分を語ることばがいる。

僕はまずセルフヘルプグループで語り、考えのちがう人たちとも対話を重ね、吃音の問題を整理し、方向性を見出した。君も、自分のことを自分のことばで語る、対話ができる人や場所を探そう。君がことばの教室や言語聴覚士とかかわりがあれば、吃音について一番の対話の相手になってくれる人だ。普段から日記でも作文でも、自分の気持ちや考えや体験を文章にしておくと、相手が見つかったときに話せる。話し合いができるためには、自分のことを語る能力があることが、大人になってからもずっと必要だ。君のことばに耳を傾けてくれる人はきっといる。近所の大人でも、スポーツクラブのコーチでも塾の先生でもいい。自分のことをしっかりと、ことばにして話す大切さを知っておいてほしい。

自分なりのゆっくりさを身につけよう

最後に君に伝えたいのは、ことばのことだ。僕はオランダの第十回世界大会で、どもる人にとって有利な言語は何か、欧米語と日本語のちがいなどについて何人もの人と議論した。そのなかで、共通の認識となったことを君に紹介する。

①子音をはっきり発音しないと伝わらない欧米語より、「おあおおおあうあう」と母音だけ言っても「おはようございます」と相手が聞いてくれる日本語は、発音しやすい。

②「抑揚がなく、平板だ」と欧米語から見られるが、「ん」以外すべての子音に母音がつく日本語は、「ゆっくり、そっと、やわらかく」の練習をわざわざしなくても、実際の生活のなかで、母音を意識して、一音一音同じ長さでていねいに話していけば、結果として少しゆっくりになる。吃音治療法として「ゆっくり」しかない現在、日本語は有利だということだ。世界大会でいつも、日本人に比べて欧米人のほうがよくどもると感じていたのは、これが理由だったのかもしれない。日常生活のな

かで話すことが、結果として言語訓練になっていたんだ。

③国際吃音連盟の会計担当のハーマンは六十歳だが、何度もセラピーを受け、今度で最後にすると言っていた。二十回以上もセラピーを受けたというドイツ人もいた。欧米ではセラピストが多く、身近にセラピーを受けられる機会があるので、ついセラピストに頼ってしまうのだそうだ。だからいつまでも「吃音改善」への思いから抜けられないのだという。

僕は、民間吃音矯正所で「ゆっくり言う」ことを教えられてもできなかった。だけど、大学の教員になって講義や講演で学生に話すとき、いつものようにはやく話していては伝わらないことを知った。相手が聞き取りやすく話すことを心がけたら、ちょうどいい自分のゆっくりさが身についた。これは、後になって「からだとことばのレッスン」の竹内敏晴さんから教えてもらった「母音の息の流れを大切にし、子音と母音を同時に、一音一音同じ長さで話す」の日本語の発音・発声の基本だったんだ。

最近は、それがいいことかのように、話すスピードがはやくなっている。どもる人のなかに、早口を自覚している人は多い。まわりのスピードに合わせたり、どもりそうなときはやく話してしまうという。雑談ではなく、相手と対話し、大切なことが相手に伝わるように話すには、ゆっくりと話す必要がある。「ゆっくり話す」ことは、大人としての教養だと考えたほうがいい。どもる人は、ゆっくり目に話す権利があり、また義務があると思うんだ。

相手の立場に立てば、ゆっくり話すことはできる。どもらないで話すことはできなくても、ていねいに話すことはできる。そして、どもるときはゆっくりどもればいいんだ。吃音治療として行われている「ゆっくり言う」練習をする必要はない。また、人から教えられてできるものでもない。生活の中で、ていねいに、ゆっくり話すことをちょっと意識するだけでいいんだ。

ことばに悩んできた僕たちだからこそ、ことばを大切にしたい。僕は、詩吟で声が大きくなり、謡曲で母音をしっかり出すことや呼吸法を学び、落語や講談で話すリズムをつくり、演劇で表現力がついた。君も、好きな詩や絵本を声に出して読むなど、生活のなかで声を出すことを楽しんでほしい。

君はここまで読んできて、「吃音治療・改善」する言語訓練以上に、考え、努力しなければならないことがたくさんあることを理解してくれただろうか。僕が二十一歳まであんなに悩んできたから思うのだけれど、どもりは手強い相手だ。真剣にどもりについて勉強して、どもりと闘うのではなく仲良くしてほしい。するとどもりは、君のよりよく生きるテーマになり、生涯の友だちになる。誰もが幸せに生きたいと思っている。仲良くすれば、どもりは君の幸せの邪魔はしない。君がどもりながら、幸せな人生を送ることを、心から願っている。

「対話」への期待

国立特別支援教育総合研究所　牧野泰美

本書をお読みになったみなさまの中には、どもる子どもの保護者、ことばの教室の担当者、言語聴覚士のかたも多いと思います。ことばの教室では、特別支援学校における「自立活動」に相当する指導が行われます。「自立活動」の目標は、特別支援学校の学習指導要領に示されていますが、吃音の場合に読み替えて記せば、「個々の児童又は生徒が自立を目指し、吃音による学習上又は生活上の困難を主体的に改善・克服するために必要な知識、技能、態度及び習慣を養い、もって心身の調和的発達の基盤を培う」となるかと思います。吃音による学習上又は生活上の困難を主体的に改善・克服するために必要なことを学習するのですから、ことばの教室においては、個々の子どもの「話し方」だけではなく、さまざまな事象が幅広く学びの対象・内容となることがおわかりいただけると思います。

私自身は、ことばの教室は「生き方研究所」とも言えるのではないかと、各地の講演会などで語ってきました。ことばの教室は、子どもがどもる自分自身を見つめ、自分自身をとらえ、そのような自分がどうやって過ごすか、どう存在していくか、どう生きていくかを考える、あるいは、考えていくための手がかりを見つける場であると思います。また、どもる自分が生きていくために、何を学んでいくとよいかを考える場でもあると思います。ことばの教室の教師はそれを支えるのが仕事であり、そのための教育実践は、多様な姿・形があり得ます。「対話」はまさにその姿・形の一つだと考えます。

保護者や教師、言語聴覚士等、子どもとかかわる人（かかわり手）が子どもを見つめるとき、自己の世界、価値を投影する面をもちます。その際、子どもはかかわり手の視点で自己を見つめることになります。このとき、両者の見方が心地よく共有できればよいのですが、かかわり手の世界観、価値観が子どもに重くのしかかり、子どもを追い込む場合もあるかもしれません。どもる子どもにかぎらず、かかわり手がその世界観、価値観から「よかれ」と思って伝えるその「ことば」は、子どもにとって苦しいだけでなく、自分の話を聞いてくれない人、邪魔する人として、かかわり手をとらえることにつながってしまうかもしれません。子どもにとって、保護者や教師、言語聴覚士がみな、そんな存在であっていいとは思えません。それぞれ役割は異なっても、子どもと一緒に考える、学ぶパートナー、同行者として、子どもと対等に対話を行うことが大切なのだと思います。本書に掲載されている解説やエピソード、そして対話の実際のなかに、どもる子どもとのかかわりを考える手がかりが、たくさん見つけられると思います。

対話は、保護者や教師、言語聴覚士などの他者とだけでなく自己ともできるかもしれません。子ども自身が、これまでの育ちのなかで、自分がどのように意味づけられ形成されてきたのか、自分の声・ことばがどうやって意味づけられてきたのかなどを考え、それらがネガティヴなものであったとすれば、新たな意味を再構築していくことも他者や自己との対話を通してできるのではないでしょうか。子ども自身が今の手持ちの力で生き抜く勇気を得られるのではないでしょうか。

本書はそんなことを期待させてくれる一冊になっていると思います。

あとがき

「吃音が問題ではなく、吃音から受ける影響が問題だ」と考えている私たちは、その影響への対処を、吃音ショートコースと名づけた二泊三日のワークショップでさまざまな領域から学んできました。最終回と位置づけた二十回目にナラティヴ・アプローチを選びました。ナラティヴ・アプローチの日本への紹介者であり、いろいろ教えていただいていた小森康永さんの紹介で、ニュージーランド在住の国重浩一さんに講師をお願いしました。

この本は、吃音ショートコースの報告から出発しましたが、原稿を整理するうちに、「子どものナラティヴ・アプローチ」の本にしたいという思いがふくらみました。私が吃音に悩み始めたのは吃音に対してもった否定的なナラティヴからで、そのナラティヴを書き換えていくことが私の吃音の旅でした。その体験から、子どもの頃に吃音に対する否定的なナラティヴをもたないことが最も大切だと考えてきました。そこで、私の体験をナラティヴによって整理するとともに、どもる子どもとのナラティヴ・アプローチ的な対話を続けることばの教室の実践を紹介することにしました。共著者の国重さんが私のこの編集方針の変更に賛同し、私たちの無理なお願いを聞いてくださったことで『どもる子どもとの対話』のタイトルにふさわしい本になりました。国重さんに、心から感謝いたします。

「吃音とともに生きる」をテーマにした金子書房の本のシリーズが、ナラティヴ・アプローチで一応完結することになります。そのすべてを担当してくださった編集者の渡部淳子さんには、今回もていねいに読み込んで積極的に修正案を提案していただき感謝しています。

また、ここまで吃音の問題を整理できた、吃音ショートコースの二十年間にご指導くださった講師のみなさまにあらためて感謝します。とくに一九九七年の吃音ショートコースで、「アサーション」のワークショップの講師を務めてくださった平木典子さんは、ずっと私たちの活動を見守り応援し続け、今回の本には巻頭言をいただきました。また、「吃音を生きる子どもに同行する教師・言語聴覚士の会」の顧問の牧野泰美さんが、本の帯に推薦のことばを書いてくださったうえ、巻末にもご寄稿いただきました。おふたりに感謝します。

私と同じ、一九四四年生まれのミュージシャン・小椋佳さんが、生前葬コンサートで最後に歌ったのが「顧みれば」でした。多くの人に支えられて、望み以上の人生を送ったことに感謝するという小椋さんの人生が、私の人生と重なりました。私にも、運がいいとしか言いようのない出会いやできごとがたくさんありました。歌を聞きながら、これまで出会ったすべての人々への感謝の気持ちが強くわきあがってきました。

長年、どもる人のセルフヘルプグループで活動してきた私が、どもる子どもの教育にかかわることができたのは、実際に教育の現場で、日々実践していることばの教室の教員や言語聴覚士など大勢の仲間がいたからです。全国各地でどもる子どものためのキャンプが続いているのも、その人たちとの深いつきあいがあったからです。

今回のこの本は、吃音を生きる子どもに同行する教師・言語聴覚士の会の仲間との、吃音講習会などさまざまな、どもる子どもを対象にした活動がベースになっています。全国から集まり、合宿で深夜まで吃音について語ることが、私の生きるエネルギーになっていました。仲間の名前をあげて、感謝するとともに、本の完成をともに喜び合いたいと思います。

平良和（沖縄）、溝上茂樹（鹿児島）、佐々木和子・佐々本茂（島根）、桑田省吾・中西ユキ（兵庫）、坂本英樹・溝口稚佳子（大阪）、辻大輔（三重）、板倉寿明（岐阜）、奥村寿英（愛知）、土井幸美・瀬川幸子・鈴木尚美（神奈川）、野原信・渡辺貴裕（東京）、渡邉美穂・黒田明志（千葉）、髙木浩明（栃木）。

そのほか、私にかかわってくださったすべての人々に感謝します。

二〇一八年九月

伊藤伸二

編者

伊藤伸二（いとう しんじ）

1944年生まれ。三重県津市出身。大阪教育大学（聴覚・言語障害児教育）専任講師を経て，現在，伊藤伸二ことばの相談室主宰。日本吃音臨床研究会会長。長年，言語聴覚士養成の大学や専門学校で吃音の講義を担当。

1965年，どもる人のセルフヘルプグループ言友会を設立。1986年第一回吃音問題研究国際大会を大会会長として開催し，国際吃音連盟の設立にかかわる。1994年に言友会から離脱し，どもる子どもの親，臨床家，研究者などが幅広く参加する日本吃音臨床研究会を設立。現在は，NPO法人大阪スタタリングプロジェクトでセルフヘルプグループとしての活動も続けている。

1990年から吃音親子サマーキャンプを開催し，各地の吃音親子キャンプにかかわる。また，親や臨床家のための吃音講習会を開催するなど，どもる子どもの教育・支援について，言語訓練に変わる新たな吃音臨床を提案している。

著書に，『親，教師，言語聴覚士が使える，吃音ワークブック』『どもる君へいま伝えたいこと』（解放出版社），『吃音の当事者研究――どもる人たちが「べてるの家」と出会った』（共著，金子書房），『吃音とともに豊かに生きる』（NPO法人全国ことばを育む会　両親指導の手引き書41）など。

国重浩一（くにしげ こういち）

1964年，東京都墨田区生まれ。ニュージーランド，ワイカト大学カウンセリング大学院修了。日本臨床心理士，ニュージーランド・カウンセリング協会員。鹿児島県スクールカウンセラー，東日本大震災時の宮城県緊急派遣カウンセラーなどを経て，2013年からニュージーランドに在住。同年に，移民や難民に対する心理援助を提供するための現地NPO法人ダイバーシティ・カウンセリング・ニュージーランドを立ち上げ，現在に至る。

1999年にワイカト大学に入学し，ナラティヴ・セラピーの専門訓練を受ける。このアプローチの有効性を自身の心理臨床場面で大いに実感しているため，ナラティヴ・セラピー関係の著作および翻訳，そして自らのワークショップや研修を通じて，その振興および実践者育成に取り組む。また，ニュージーランドでナラティヴ・セラピー関係のワークショップも開催している。

著書に『ナラティヴ・セラピーの会話術』（金子書房），『震災被災地で心理援助職に何ができるのか？』（編著，ratik）。訳書にG.モンクほか編『ナラティヴ・アプローチの理論から実践まで』，J.ウィンズレイド・G.モンク著『ナラティヴ・メディエーション』，P.ホーキンズ・R.ショエット著『心理援助職のためのスーパービジョン』（ともに共訳，北大路書房）など。

◆日本吃音臨床研究会
ホームページ　http://kituonkenkyu.org/
伊藤伸二のブログ　http://www.kituonkokufuku.com/
吃音ホットライン　TEL072-820-8244（9 時～ 21 時）

どもる子どもとの対話
ナラティヴ・アプローチがひきだす物語る力
2018 年 12 月 25 日　初版第 1 刷発行　検印省略
2019 年 1 月 25 日　初版第 2 刷発行

編　者　伊藤伸二
　　　　国重浩一
発行者　金子紀子
発行所　株式会社 金子書房
〒112-0012 東京都文京区大塚 3-3-7
TEL 03-3941-0111（代）／ FAX03-3941-0163
振替 00180-9-103376
URL　http://www.kanekoshobo.co.jp
印刷／藤原印刷株式会社
製本／株式会社宮製本所

ISBN978-4-7608-2843-2　C3011　Printed in Japan